シシリー・ソンダース
初期論文集：1958-1966

トータルペイン　緩和ケアの源流をもとめて

シシリー・ソンダース　著
小森康永　編訳

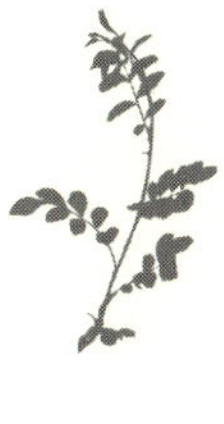

北大路書房

編訳者まえがき

現在、日本の緩和医療関係者にとって、シシリー・ソンダースはどんな人物として記憶されているのだろう？　まずは、「近代ホスピスの生みの親」であろうか。ロンドンで聖クリストファー・ホスピスを開設したのだから。次は、「トータルペイン（total pain）」の提唱者としてであろう。しかし、トータルペインはおおよそ、「全人的苦痛」として（ソンダースが描かなかった）図を誰しもが思い浮かべる程度である。彼女の論文がほとんど訳されていないために、初出論文を知る人もわずかで、当然、多くの方が未読ということになる。緩和ケアの中核概念であるトータルペインがそのような状態なのは、緩和ケアへの歴史的関心が希薄なためだけなのか。

私の場合、ソンダースの業績に多少でも目が向いたのは、緩和ケアの仕事を始めて六年がたった頃であった。"Spiritual Pain"（Saunders, 1988）を読んだのである。二〇一二年六月二十三日に神戸で開催された第十七回日本緩和医療学会のシンポジウム「スピリチュアルペイン」で発表を依頼されたからだ。私の実践していたディグニティセラピーがスピリチュアルな仕事だというのが指名の理由であったが、実際、それまで私はスピリチュアルペインという用語を使ったことは一度もなかったし、今でも必要ならカルテには「実存的苦悩」と記す。まわりのナースたちにスピリチュアルペインの出典を訊ねると、シシリー・ソンダースという回答である。検索してみると確かに、そのものズバリのタイトルの論文があった。さっそく取り寄せて読んでみた。やはりネーミングがまずいのではないかという思いは変わらなかったので、学会ではそう話した。[*1]

人は恋をするのではなく恋に落ちるのだという。職業的翻訳家ではない者の翻訳もそれと同じだ。Cicely Saunders (2006) Selected Writings 1958-2004, With an introduction by David Clark, Oxford University Press[*2]を抄訳しようと決めたのは、二〇一四年の六月。バイオサイコソーシャル（ＢＰＳ）本のゲラをチェックしながら、痛みのＢＰＳとトータルペインはどう違うのか妙に気になった。要素の数が一つ違うことくらいは小学生でもわかるが、バイオサイコソーシャルスピリチュアル・モデルとしたところで一件落着というわけにもいかない。その成り立ちやら目的において、どこか大きな違いがあるのではないかと感じたのである。

トータルペイン概念は、いつ、どこで、どのようにして確立したのか？　痛みのＢＰＳとは何か？　トータルペインを図式化したのは誰か？　トータルペインのスピリチュアルとは何か？　ソンダースのいかなる人生経験がトータルペインを生み出したのか？　フランクルはスピリチュアリティをどのように理解していたのか？

ミステリーもどきの質問群を前に、翻訳を始める以外私になす術はなかったが、そうしたところで、問いはさらに増えるだけのことであった。トータルペインのレベル分けに対する一九六六年と一九七八年の論考における相違は、ＢＰＳモデルの影響なのか？　ジョージ・エンゲルとソンダースに相互交渉はあったのか？　スピリチュアリティは、他の三つの要素と横並びになるのか、それとも他の三つとは論理階型の異なるものとされるべきなのか？　健康概念へのスピリチュアリティ導入をめぐってＷＨＯが紛糾し進展の目処もないのを尻目に、なぜ緩和ケアだけが医療においてスピリチュアリティを語ることが許されているのか？　そもそも、なぜソンダース論文集は翻訳されていないのか？

緩和ケア自体がソンダースとポーランド系ユダヤ人であるデイヴィッド・タスマの恋に始まり、「すべてのものごとは問いのあとで変わる」がユダヤの伝統である以上、こんな切り口も悪くないのではなかろうか、とひとり悦に入った。これが本訳書作成の動機づけである。以下にソンダースの人生を簡単に記すが、彼女は順に看護師、ソーシャルワーカー、そして医師というトリプルライセンスの人であり、宗教についても深い洞察を得ている。つまり、トータルペインの四つの側面、四つの職種向けに論考を書ける人なのである。奇しくも、本書で選択した八つの論考は大まかに医師向け（第4・6章）、看護師向け（第5・7章）、ソーシャルワーカー向け（第1・3章）そして宗教者向け（第2・8章）と均等に並んでいる。

シシリー・メリー・ストロード・ソンダースは、一九一八年六月二十二日に、ロンドン北部で生まれた。

母方の十七世紀の祖先、サー・ジョン・ストロードは、チャールズ一世の御乱心事件を通して有名になった人である。しかし、シシリーの祖父フレドリック・ナイトは、南アフリカへの初期移民の一人で、現地での商売がうまくいかず、娘のクリッシーが十三歳のときに逃げ帰るようにイギリスに戻ってきた。成人したクリッシーに対する人々の評価は大きく分かれていた。やさしく思いやりに富み、魅力的でかわいく愛すべき人物か、浅はかで怒りっぽく、欲張りかのどちらかに。ただ、エレガントですらっとしており、素敵なセンスの服を着ていたのは事実である。

一方、父方の祖父は写真館チェーン店のオーナーとして繁栄したにもかかわらず、シシリーの父親ゴードンが一歳になる前に、他界する。二度の結婚で十七人も子どもがいたのに後継者は一人もおらず、財産はすべて散逸した。ゴードンはなんとかダントシーズ農業学校に行かせてもらい、その頃、くるぶしを痛めたために、第一次世界大戦では徴兵を免れた。資本もなく始められ儲かる仕事として、彼は不動産業に勤め、一九一六年には共同経営者として参画する。会社は主に高級不動産市場を扱い、大きな成功を収めた。

ナイト家とソンダース家が北ロンドンで出会うのは、第一次世界大戦の始まる直前であった。両家とも社会的に没落していた状況で、そこから抜け出そうとするゴードンの積極性と意志力をクリッシーの母親は見逃さなかった。世間知らずのゴードン二十二歳、美人の一人娘クリッシー、二人は婚約し、四年後、ゴードンは哀れみから結婚する。

一九一八年にシシリーが生まれ、二年後にジョン、さらに六年後にクリストファーが続く。父親の成功により、三人はハドリー・グリーンで中産階級としての恵まれた環境で育つ。乳母や雇い人に取り巻かれた生活である。シシリーは、何人かの女の子と馬車に揺られて小学校に通ったが、下校時にはいつも悲しさに打ちひしがれて、皆から逃げ出したい気持ちで一杯になった。それを心配した両親は、シシリーが十歳になるとイギリス南東部シーフォードの全寮制の学校に入れるが、十四歳になると今度はブライトン近郊の全寮制上流女子校ローディーン校に転校させる。シシリーは相変わらず学校では不適応であり、聖歌隊で歌っているときだけやすらぎを感じることができた。しかし、ある事件を期に友だちが一人できると、彼女の中の何かが変わり、同級生にとけ込み、寮長にまでなる。

その頃、一家は、大きくて魅力的なウィリアム&メアリー様式の邸宅、ハドリー・ハーストに引っ越す。そこには、三棟の家と大きな庭、牛のいる小さな牧場、三面のテニスコート、そして温室付きの庭園もあった。家の上層部では、部屋から部屋へとゴードンのプラモデルの電車が走り回っていた。コック、台所用メイド、召使い、ハウスメイドがいて、ゴードンのロールスロイスとクリッシーのモーリスのための運転手もいた。しかし、両親の結婚自体はうまくいっていなかった。互いに相手を苛立たせ、別々に暮らすことが増えた。クリッシーが部屋に閉じこもることは日常茶飯事で、夫と出かけた先で突如訪問を取りやめることさえあった。ただし、リリアン・ガードナーという二十一歳の若い養育係のおかげでなんとか家庭生活は維持された。ジブラルタルやマディア諸島への地中海クルーズさえも一家は楽しんだが、そんなときは取り巻きも同行し、家族内の不和は表面化を免れたのであった。

クリッシーの生活はうまくいかなかった。彼女はいでたちも中流階級に見合ったものではなくなっていたのか、駅でポーターから一等席への乗り込みを止められたことさえあった。子どもたちが通され、彼女は毛皮のコートで着飾っていたにもかかわらず。もちろん、子どもたちとの関係もうまくいかず、シシリーは、自分には本当の意味での母親がいないと感じていたし、ジョンは母とのダンスがまるで箒と踊っているようだと言い、さらに一番のお気に入りだったクリストファーでさえ、幼少期、庭のはずれでの一人遊びの理由を問われて、こう答えたという。「だって、ここだとママから一番遠くに離れていられるから」。

一九三八年、シシリーは二十歳で、政治学、哲学、そして経済学を学ぶために、オックスフォード大学に入学した。学生時代、彼女は、スコットランドの高地を旅した折、劇的な宗教的改宗を体験し、その後しばらくして福音派に回心することになった。

一九四〇年十一月、彼女は学業を一時中断し、ロンドンのナイチンゲール看護学校聖トマス校において戦時看護師となり、その後三年間、各施設を回った。一九四四年には、背中の持病により看護師として「免役」されたため、すぐにオックスフォードに戻って学術的研究をし、同年に公衆社会管理学戦時学位を賦与された。その後、アルモナー（現在のソーシャルワーカー）としての訓練を受け、一九四七年にはロンドンのアーチウェイ病院で、故郷を遠く離れ、病いに倒れて死にゆく状態にあった患者のケアに深く関わることになった。そのうちの一人が、デイヴィッド・タスマ（David Tasma）で、彼はワルシャワのユダヤ人街出身の生き残りであった。彼は、彼女の思想と経験を変容させるべき運命にあった。彼の「僕が唯一欲しいのは、君のあたまとこころの中にあるものだ」という言葉は、彼女のその後の仕事における指針となった。二人は、人々が人生を終えるためのもっと家のような場所を創造することの可能性について語り合った。一九四八年二月二十五日、デイヴィッド・タスマは死に際し、シシリー・ソンダースに五百ポンドの贈り物と励ましの言葉を残した。「僕が君のホームの窓になるから」。

彼女はすかさず、終末期疾患を抱えた人々のケアについてもっと学ぶことにし、がんで苦しむ人々に惹きつけられた。そして、ベイズウォーターにある死にゆく人のためのホーム、聖ルカでボランティアとして働いていたときに、医学を学ぶ一大決心をし、一九五二年には医学部に入学した。医師免許を取得したとき、彼女は三十九歳になっていた。一九五八年、卒後すぐに聖メリー医学校で研究員の立場を与えられると、聖ジョゼフ・ホスピスでの研究を開始する。一九六四年には、近代ホスピスケアの基本的原理をあきらかにする。終末期疾患の患者における疼痛コントロールの体系的アプローチとして、患者の社会的、情緒的、そしてスピリチュアルなニーズにも注意を向けたのである。その「トータルペイン」という概念は、患者の苦悩の複雑さを概念化する革命的方法を提供した。

一九六七年、彼女の夢みた近代ホスピスは、聖クリストファー（St Christopher's）という名前を与えられオープンする。その後、十八年にわたって、シシリー・ソンダースは自分の創設したホスピスの医療部長を努めた。彼女はすぐさま事業を拡大して在宅ケアをそこに含め、疼痛コントロールに関する臨床研究を促進したし、ホスピスの仕事の評価において右に出る者はなく、専門家教育のセンターも組織した。宗教領域における顕著な貢献に対するテンプルトン賞（1981）、そしてメリット勲章（1989）受賞。

一九八五年に彼女はホスピスでのフルタイムの仕事からは引退したが、著作、教育、そしてホスピスと緩和ケアにおける発展支持を勢力的に続けた。一九八〇年には、何年も共に静かに生きてきたマリアン・ブフーズ＝ジスコ（Marian Bohusz-Sysko）と結婚に踏み切った。二〇〇〇年には聖クリストファー・ホスピスの会長の立場を下り、理事長／創設者の役を引き受け、ロンドンのキングス・カレッジ内のシシリー・ソンダース財団（Cicely Saunders' Foundation）の発展を支援した。しかし、聖クリストファーでは、ホスピスのチャペルでの朝の祈り、スタッフや見学者との静かな語らい、そしてダイニングでのランチといった日々の定例業務が続けられた。この頃、彼女のスピリチュアルな生活は日増しに深まり複雑になった。二〇〇二年に、彼女は乳がんになった。死を歓迎したかと思えば、「身辺整理」のためにもう二、三年の猶予を望んで死を遠ざけたりしたが、病態が悪化すると、彼女はやすらぎを得て、二〇〇五年の初春には聖クリストファーのナフィールド棟の一室に移った。二〇〇五年七月十四日死去。

＊注

＊1　考察として後日、次のようなことを書いた。
（渡辺俊之・小森康永 2014『バイオサイコソーシャルアプローチ』金剛出版　第11章「スピリチュアルペイン」より）

【逆境としてのスピリチュアルペイン――リジリアンスと宗教】

ここで、村田のスピリチュアルペインが「自己の存在と意味の消滅から生じる苦痛」という状況設定型の概念であることを思い出そう（Murata, 2003）。ならば、この「自己の存在と意味の消滅」を死に限定せず、広く「逆境」と捉えてみたい。逆境に際して意味を求めるのは、リジリアンス（Wolin and Wolin, 1993）のひとつの発現様式でもある。

リジリアンスの文献を調べると、宗教との関連についてすでに多くの知見が提出されていることに気づく。たとえば、マルケイは一七年間の自らのうつ病経験において、スピリチュアリティがリジリアンスを提供したと振り返っているし（Mulcahy, 2007）、グリフィスとグリフィスは患者の宗教的アイデンティティを尊重し、彼らのスピリチュアルな生活を治癒とリジリアンスの資源として活用することを主張する（Griffith and Griffith, 2002）と共に、宗教の有害な側面についても明確化している（Griffith, 2010）。さらにグリーフとジュバートは、親を亡くした二五組の家族において、スピリチュアリティ／宗教が死別の悲しみを乗り越える上でいかに役立ったかを調べる質的研究を行い、スピリチュアリティと家族リジリアンスのあいだに関係があることを示している（Greeff and Joubert, 2007）。

また、ウォーリンらは、仏教、キリスト教、およびユダヤ教がリジリアンスをどのように捉えているかを解説している（Wolin, et al., 1999）。たとえば、キリスト教では、リジリアンスの擬人化をイエスに見ることができるし、ユダヤ教では、エジプトでのユダヤ人の経験が逆境であり、モーゼが神から授かった十戒はリジリアンスの青写真なのだとされる。仏教では、いかなる人生においても一万の喜びと一万の悲しみが与えられるとされる。苦悩と喜びは、私たちの心肺の拡張収縮と同様なのだと。そして「あなたたちは皆ブッダなのです」という言葉にあるように、いかなる苦悩を与えられようとも、信頼に足る、リジリアントな、そして真実の何かが私たちの中にはあると教えられる。特に、「痛み pain」と「苦悩 suffering」の違いについてのブッダによる教えは示唆するところが大きい。痛みは避けられないものである。しかし、苦悩とは、痛みとの私たちの関係から生じるものである。このような含意に従うのであれば、なおさら、それを緩和すべく語り合う事柄には、「痛み」ではなく「苦悩」という用語がふさわしい。

さらにパーガメントとカミングスは、宗教自体がリジリアンス因子であると主張し、宗教の四つの機能、①意味の探求、②情緒の安定化と不安の軽減、③社会的結びつきの感覚、そして④聖者との関係性の達成が、いかにリジリアンスを誘導するかということを多くの実証的研究レビューにより示している（Pargament and Cummings, 2010）。ある人がコーピングの過程として宗教を見出すか否かを決定するものは何か？　という最重要の問題において、彼らは二つの鍵因子を指摘している。つまり、宗教が当人にとっていかに身近なものか、第二に、人生の重大な出来事によって引き起こされた問題への解決を宗教が提供するという考えはどの程度現実味があるのか。このように考えるなら、宗教はひとつの社会資源である。上記のふたつの鍵因子は、まさにリジリアンスへの二つの道として同定された、社会資源に「アクセスし navigate」、それを「利用する negotiate」ことができるか否かという問題である（Ungar, 2010）。ここで、スピリチュアリティはリジリアンスと多くを共有することになる。

Greeff, A. P., & Joubert, A. (2007) Spirituality and resilience in families in which a parent has died. Psychological Reports, 100, 897-900.

Griffith, G. L. (2010) Religion that heals, religion that harms: A guide for clinical practice. New York: The Guilford Press.

Griffith, G. L., & Griffith, M. E. (2002) Encountering the sacred in psychotherapy: How to talk with people about their spiritual lives. New York: The Guilford Press.

Mulcahy, L. (2007) My journey of spirituality and resilience. Psychiatric Rehabilitation Journal,

30 (41), 311-312.

Murata, H. (2003) Spiritual pain and its care inpatients with terminal cancer: Construction of a conceptual framework by philosophical approach. Palliative and Supportive Care, 1, 15-21.

Pargament, K. I., & Cummings, J. (2010) Anchored by faith : Religion as a resilience factor. In J. W. Reich, A. J. Zautra & J. S. Hall (eds.) , Handbook of adult resilience. New York: The Guilford Press.

Ungar, M. (2010) Families as navigators and negotiators: Facilitating and contextually specific expressions of resilience. Family Process, 49(3), 421-435.

Wolin,S. J., Muller, W., Taylor, F., & Wolin, S. (1999) Three spiritual perspectives on resilience. In F. Walsh (ed.), Spiritual resources in family therapy. New York: The Guilford Press.

Wolin, S. J., & Wolin, S. (1993) The resilient self. New Jersey: Villard Books.（奥野光・小森康永（訳）2002『サバイバーと心の回復力—逆境を乗り越えるための七つのリジリアンス』金剛出版）

＊2 Cicely Saunders (2006) Selected Writings 1958-2004 With an Introduction by David Clark, Oxford University Press に収録されている論文は以下の四十四本である。

1: Saunders, C. (1958) 'Dying of Cancer'. St Thomas's Hospital Gazette, 56 (2), 37-47.

2: Saunders, C. (1959a) 'Should a Patient Know...?' Nursing Times, October 16, 994-995.

3: Saunders, C. (1959b) 'When a Patient is Dying'. Nursing Times, November 13, 1129-1130.

4: Saunders, C. (1960) 'The Management of Patients in the Terminal Stage'. In R. Raven (ed.), Cancer, Vol.6. London: Butterworth and Company. 403-417.

5: Saunders, C. (1961a) 'And From Sudden Death... '. Frontier, Winter, 1-3

6: Saunders, C. (1961b) 'A Patient...' . Nursing Times, March 31, 394-397.

7: Saunders, C. (1961c) 'The Care of the Dying'. Better Health, May, 18-20.

8: Saunders, C. (1961d) Terminal illness. Proceedings of Health Congress, Royal Society of Health, Symposium on 'Teaching, an Aspect of Home Care', Blackpool 24-28 April. London: Royal Society of Health, 112-114.

9: Saunders, C. (1962) 'Working at St Joseph's Hospice, Hackney'. Annual Report of St Vincent's, Dublin, 37-39.

10: Saunders, C. (1963a) 'The Treatment of Intractable Pain in Terminal Cancer'. Proceedings of the Royal Society of Medicine 56 (3) March, 195-197. (Section of Surgery, 5-7).

11: Saunders, C. (1963b) Letter 21 September 'Distress in Dying'. British Medical Journal, Vol. 2, July-December, 746.

12: Saunders, C. (1964a) Review of F. Sauerbruch and H. Wenke (eds.) (1963) 'Pain: Its Meaning and Significance', translated by Edward Fitzgerald. Medical News (10 July), 16-17.

13: Saunders, C. (1964b) 'The Need for Institutional Care for the Patient with Advanced Cancer'. Anniversary Volume, Cancer Institute, Madras, 1-8.

14: Saunders, C. (1965) 'The Last Stages of Life'. American Journal of Nursing, 65 (3), 70-75.

15: Saunders, C. (1966) 'The Last Frontier'. Frontier, Autumn, 183-186.

16: Saunders, C. (1967a) The Management of Terminal Illness. London: Hospital Medicine, 1-29

17: Saunders, C. (1967b) 'St Christopher's Hospice'. British Hospital Journal and Social Service Review, Vol. 77, 2127-230.

18: Saunders, C. (1970) 'Training for the Practice of Clinical Gerontology: The Role of Social Medicine'. Interdisciplinary Topics in Gerontology, 5, 72-78.

19: Saunders, C. (1973-4) 'A Place to Die'. Crux, 11 (3), 24-27.

20: Saunders, C. (1975) 'Dimensions of Death'. In M. A. H. Melinsky (ed.), Religion and Medicine. London: S. C. M., 113-116.

21: Saunders, C. (July 1, 1976) 'The Problem of Euthanasia'. Care of the Dying - 1. Nursing Times, 72 (26),

1003-1005.

22: Saunders, C. (1978a) 'Appropriate Treatment, Appropriate Death'. In C. Saunders (ed.), The Management of Terminal Disease (1st ed). London: Edward Arnold, 1-9.

23: Saunders, C. (1978b) 'The Philosophy of Terminal Care'. In C. Saunders (ed.), The Management of Terminal Disease (1st ed). London: Edward Arnold, 193-202.

24: Saunders, C. (1981a) Templeton Prize Speech at Guildhall Ceremony (May), 1-15. Unpublished.

25: Saunders, C. (1981b) 'Current Views on Pain Relief and Terminal Care'. In M. Swerdlow (ed.), The Therapy of Pain. Lancaster: MTP Press, 215-241.

26: Walsh, T. D., & C. Saunders (1984a) Letter 'Heroin and Morphine in Advanced Cancer'. New England Journal of Medicine, 310 (9), 599.

27: Saunders, C. (1984b) 'Pain and Impending Death'. In P. Wall & R. Melzack (eds.), Textbook of Pain. Edinburgh: Churchill Livingstone, 472-478.

28: Saunders, C. (1984c) 'On Dying Well'. Cambridge Review, February 27, 49-52.

29: Saunders, C. (1984d) Letter 'Evaluation of Hospice Activities'. Journal of Chronic Disease, 37 (11), 871.

30: Saunders, C. (1986a) 'The Modern Hospice'. In F. S. Wald (ed.), In Quest of the Spiritual Component of Care for the Terminally Ill: Proceedings of a Colloquium. Yale: Yale University School of Nursing, 41-48.

31: Saunders, C. (1986b) Foreword. In N. Autton Pain: An Exploration. London: Darton, Longman and Todd, ix-x.

32: Saunders, C. (1988a) 'Spiritual pain'. Journal of Palliative Care, 4 (3), 29-32.

33: Saunders, C. (1988b) Hospice - A Meeting Place for Religion and Science, 1-13. Unpublished in English.

34: Saunders, C. (1992a) Letter [on Alfred Worcester]. American Journal of Hospice and Palliative Care (July/August), 2.

35: Saunders, C. (1992b) 'Voluntary Euthanasia' (editorial). Palliative Medicine, 6 (1), 1-5.

36: Saunders, C. (1996) Foreword. In M. Kearney Mortally Wounded: Stories of Soul Pain, Death and Healing. Dublin: Marino, 11-12.

37: Saunders, C. (1998a) 'Why I Welcome TV Cameras at the Death Bed'. Daily Mail, Friday, 20 March.

38: Saunders, C. (1998b) Foreword. In D. Oliviere, R. Hargreaves & B. Monroe Good Practices in Palliative Care: A Psychosocial Perspective. Aldershot: Ashgate, ix-x.

39: Saunders, C. (1999) 'Origins: International Perspectives, Then and Now'. The Hospice Journal. 14 (3/4) 1-7.

40: Saunders, C. (2000) 'The Evolution of Palliative Care'. Patient Education and Counseling 41, 7-13

41: Saunders, C. (2003a) 'A Voice for the Voiceless'. In B. Monroe & D. Oliviere (eds.), Patient Participation in Palliative Care. A Voice for the Voiceless. Oxford: Oxford University Press, 3-8.

42: Saunders, C. (2003b) 'The Evolution of Palliative Care'. The Pharos. 4-7.

43: Saunders, C (2004) 'Foreword'. In D. Doyle, G. Hanks, Nathan Cherny & K. Calman (eds.), Oxford Textbook of Palliative Medicine 3/e. Oxford: Oxford University Press, xvii-xx.

44: Saunders, C. (2004) Introduction. In N. Sykes, P. Edmonds & J. Wiles (eds.), Management of Advanced Disease. Hodder Arnold 3-8.

目次

初期論文集

Cicely Saunders

第1章　がんで死ぬこと

Saunders, C. (1958) 'Dying of Cancer.' St Thomas's Hospital Gazette, 56 (2), 37-47.

本論では、がん患者が穏やかで平和な気持ちで死んでいけるよう援助する上での問題を描写すべく、四例の患者が選択されている。

症例1

S氏は、四十六歳の出版マネージャーだが、ハイドパーク・コーナーの無神論宣教師でもある。一九五〇年九月に胸腔鏡で、手術不能の肺がんを指摘された。十月には、自宅で妻に介護されるべく退院したが、妻によれば、彼は気難しい人であり、夫婦仲もうまくいっていないようだった。彼の症状が悪化し、痛みも増強したため、翌年の二月初旬には、聖ルカ病院へ入院となった。すると、症状は改善し、一ヶ月後には再び退院できるまでになった。しかし、その二週間後、妻がひどい不安にかられて病院に電話をしてきたため、(健康保険医に知らせて許可を得た上で）聖トマスから誰かが週に一度訪問することになった。モルヒネ噴霧剤を中断することなく提供することと、S氏の話し相手になる傍ら妻には外出の機会を与えることが目的であった。モルヒネの量は徐々に増加し、アルコールやコデイン、そしてアミタール（sodium amytal）が夜間に追加された。妻は、誰か頼りになる第三者がいればなんとかやっていけると言った。ふたりの関係は、以前よりあきらかに改善していた。

その状態は八月の末まで続いたが、S氏は、主治医の往診時に悪液質を指摘され、彼自身は積極的治療が無理だとわかってはいたが、入院を望んだ。彼がほとんどいつも感じていた痛みは、モルヒネ噴霧液の60ミニム[*1]（1グレーン）一日四回投与では、ある程度しか緩和されなかった。二週間後に、彼は聖コロンバに入院した。そこで、モルヒネは注射液にて増量され、最終的に1グレーンを四時間毎に投与することとなり、ベガニン（Veganin）が日中にも夜の鎮静にも使用された。最後の日には、スコポラミンカクテル（Hyoscine co.）も投与された。訪問時、彼は意識清明で、快適に過ごしていた。入院後六週で彼は死去した。

S氏の妻との関係は、病いのあいだに改善し、妻は六ヶ月間一人で彼の世話をするという驚異を演じた。毎週の在宅訪問のおかげで、彼女は必要な精神的サポートを得、彼は親しい会話を楽しんだ。彼は、在宅患者にはよくある改善ぶりを示し、しばらくは家に帰ることもできたが、二人は最終的には、自分たちが親戚の重荷になっていることを自覚し、再入院を歓迎した。彼は長期間モルヒネを投与されていたので、効果減衰は避け難いものであったが、アルコールはずっと役に立っていた。病いは一年続き、痛みと不快感から自由になることはほとんどなかったが、彼は尊厳を維持した。妻は後悔することなく、つらい介護の数ヶ月における満足は、二人がそれまで得た友情における最良の達成となった。

痛みがもっとうまく対処されれば申し分なかったのだが、本例では、彼を半昏睡にすることなく痛みをコントロールすることは、困難であった。そして彼は、痛みがひどいときでも、しばしば鎮痛薬を拒否したのであった。

病院、特に主治医に対するS氏の信頼が揺らぐことはなく、主治医の在宅ケアのおかげで、彼は最終的に、静かな心とできることはすべてしたのだという気持ちでもって、ホームに入ることができた。

症例2

A夫人は四十三歳で、五人の子どものいる主婦であったが、一九五三年の八月に、一年ほど続いていた胸のしこりを訴えた。彼女は根治的乳房切除術を受け、放射線療法も追加された。しかし、一九五四年八月以後、三回の胸痛発作を訴え、十月には、肋骨再発を発見された。彼女は初回入院時の自分の状態を振り返り、さらなる病いが意味するものを理解した。そして、一日か二日ふさぎ込んだあとで勇気を奮い起こし、次なる放射線療法を終えると、元気で自宅に戻り、クリスマスを楽しく過ごした。

翌年の四月初旬に、状態の悪化で、再入院となったところ、大量の左胸水と気管支攣縮によるチアノーゼと呼吸困難が認められた。しかし、下垂体切除術*2（hypophysectomy）を受けると、六月初旬には、療養所に転出するまでに回復した。一ヶ月後、彼女は両側胸水で再入院したが、その際、息切れがひどく、苦しさと不安を抱えていた。それでも、酸素が投与されると、夜には鎮静された。二、三日後にはステロイドが中止され、試しに放射性ヨード*2（radioactive iodine）が投与された。彼女はなぜこうなったかを理解しておらず、すべての治療が断念されたと感じていた。彼女自身も突然、病いとの闘いを放棄したようで、再入院の一週間後に他界した。

A夫人は、難しい問題を提起している。若い患者と、彼女の状態を発見し、病いを長引かせた依存的な家族の組み合わせである。彼女が私たちに教えてくれたことは、息切れと窒息が痛みと同様、患者にとっていかに大きな問題になるかということ、それが本当に対処困難であること、そして患者によっては、今自分に起こっていることを話してもらえないことがいかにつらいかということである。

症例3

R夫人は高い教育を受けた四十三歳の知的な女性であったが、一九五四年の三月に、直腸の腺がんのために、腹部会陰切除術を受けた。そして四月には元気で退院した。
その後、とても元気で家事を切り盛りし、パートタイムで教師をし、テニスもできるほどだったのだが、一九五五年四月に、腹痛と血尿、および一週間の排尿困難にて再入院となった。腹腔鏡では、破裂したがんの塊が発見された。激しい嘔吐は、最終的にクロールプロマジンでコントロールされたため、再び改善を得て、五月には、元気で歩いて退院した。痛みはまったく訴えられなかった。

それにもかかわらず、彼女は翌日、腹痛と下痢、嘔吐を呈し、三日後には病状悪化と不安にて再入院となった。彼女の腸管は部分的に閉塞していたので、ペチジン（pethidine）100ミリグラムと必要時モルヒネ4分の1グレーン（約16・2ミリグラム）が処方された。しかし、これでは、痛みはコントロールされなかった。彼女は勇敢であろうとして、屯服をなかなか頼まなかったからである。そして悪心は続いた。クロールプロマジンは役には立ったが、入院後十日経っても、ひどい状態に変わりはなく、嘔吐が続いた。腸管は完全に閉塞状態となり、胃管が挿入されて持続吸引が行われた。それでも、ほぼ四時間毎にモルヒネ3分の1グレーン（約21・6ミリグラム）が投与されると、ずっと快適になった。三日後、彼女はまだ元気で、自分が死んでいくことをゆっくり自覚しはじめ、その夜、夫に、平和な気持ちで幸せそうにサヨナラを言った。翌朝早く、彼女は他界した。まったく症状のない一年を過ごした後で、きっかり五週間、彼女は病いの床に伏せったのである。

R夫人は厳密に手術不能とされたわけではないが、かなりの進行がんの場合でも根治手術が提供できる多大なる利益を示している。また、骨盤内に腫瘍進展のある患者では、痛みと嘔吐をコントロールすることがいかに難しいかも示している。一般病棟で、そのような患者を看護するのは、不利益が大きい。なぜなら、衝立はあっても、同室者の中には、そうした様子を見て混乱する者がいるし、薬剤の問題が他の患者とは根本的に異なるからである。彼女が教えてくれたことは、患者がいかに主治医の訪問を心待ちにするかということであり、最終的に、実際の死にゆく過程は、病いが直接的に進行させるものよりもはるかに穏やかで、ゆるやかだということである。

症例4

H氏は四十五歳のアイルランド人だが、一九五四年十二月に舌の浸潤がんに対し放射線療法が施行された。そして職工長に復職したが、一九五六年六月に再発にて再入院し、舌の半切除と顎下腺の分画切除が施行された。後日、噛み合わせがうまくいかず、下顎骨の一部は分離されることになった。痛みは、フィゼプトン（physeptone：活性物質はメサドン塩酸塩）10ミリグラムとかなりの量の持ち込みアルコールでコントロールされていた。そして十月には退院となった。数年前に妻が家を出て行ったため、彼は一人暮らしで、適切な食事を確保するのにかなり苦労していた。彼は、支払い能力を維持し、十分な飲酒を続けるために、週に一日か二日、日雇いの仕事をしていた。最終的には、行きつけのパブでよくしてもらえることになり、メニューにはないバランスのとれた食事を出してもらっていた。彼は五月にモルヒネ噴霧液を処方され、六月には全国がん救済協会（National Society for Cancer Relief: NSCR）と病院サマリタン基金（Hospital Samaritan Fund）が彼のために週に9・5ギニー[*3]を支払ってくれる養護ホームに入った。

ホームはいくつかの薬剤を試し、二十四時間でモルヒネ4分の1グレーン（約16・2ミリグラム）を二回注射し、夜間にアミタール6グレーン（約390ミリグラム）を使用することで、痛みがコントロールできることを見出した。

H氏はチェーンスモーカーで、時には寝タバコで不始末をし、かなりのギネスビールやウィスキーを飲み、（彼のNABのお金で）競馬を続けた。頻回のうがいで、口腔内は清潔に保たれていた。入院一ヶ月後、私はソーシャルワーカーと彼の家を訪問したが、彼は快適そうで、満足しており、自らの状況はわかっていないようだった。彼は、その翌朝早くに、友達のところに行く途中で亡くなった。最後まで、予後を知ることなく、最後の日まで寮母に、自分の馬の秘密情報を提供し続けた。

H氏のケースは、どちらかといえば絶望的な手術がいかに利用できるかを示している。彼の不快な九ヶ月とぶざまな口は、痛みのコントロールにわずかな薬剤しか必要でなかったという事実によって、清算されなければならない。また、身寄りのない患者に対処する上でのソーシャルワーカーの本質的役割が示されている。彼女と外来看護師長の関心は、彼を絶望から救うのに一役買い、彼女の用意する経済的援助同様、大切なものであった。彼がかなり高額な養護ホームに送られねばならなかったという事実は、進行したケースのベッドを適切なタイミングでホームに見つけることの難しさを示している。彼が教えてくれたのは、予後についての無知と俗な楽しみへの関心がどのようにして最後まで維持され得るかということと、患者によってはアルコールが薬剤としてメリットをもつことである。

▼考察

全般的管理

先述の四人の患者には、入院治療を必須とするニードがあったが、英国において毎年がんで亡くなる人々の多くは、自宅でケアされている。彼らの多くは、病院ないし特別ホームないし養護ホームにおいての方がよりよくケアされるのであろうが、その収容者数は限られている。マリー・キューリー記念財団は一九五〇年に、一九三の地方自治体における一七九名の訪問看護師を介した研究を行った。彼らの研究対象は、看護師が通常業務として家庭訪問を行ったがん患者に限定されている。七〇五〇の質問紙が完全に回答され、この報告では興味深い統計結果が得られている。彼らによれば、訪問時、二一九五例がかなりの苦悩に耐えていると考えられた。彼らは、もっと多くの居住型ホームが必要だと強調しており、終末期患者だけでなくショートステイにも対応可能なものが好ましいとしている。既にある援助を組織化し、そのメリットを生かして各ケースを治療するには、ケースワークが欠かせないことも、発見されている。夜間看護システムや在宅援助サービスの拡大要請、より多くの看護設備、ベッドや衣服が、より多くの回復期患者ホームやそれほど病んでいない人々のリクレーション設備のためにも必要だとされている。

そのような患者は、できるだけ長く家にいるべきであり、家はしばしば財政的援助を得るか家庭内援助ないし看護師による援助を得ることができる。こういった状況で家族が適切に責任を果たした患者が、思い起こされる。あるソーシャルワーカーが、在宅ケアに必要な装備についてのローンを赤十字で組めるよう援助し、陸軍省に掛け合った。患者の息子はシンガポールから飛んで帰り、病院からの退院日には迎えに来た。彼女は二度、訪問看護を受けたが、彼女の最期ほど静けさに満ちたものはなかった。

健康保険医がしばしば、持続する痛みや不快感を訴える患者に対して自分たちのしたいようなケアができないのは、彼ら自身に時間がないためと、訪問看護師にも時間がないからである。患者が元いた病院の一般病棟へ再入院することは不可能ではあるが、実際に、いつもそれが望ましいことでもない。その代替案はたいてい、慢性病棟か死にゆく人のためのホームである。後者は陰気で気が滅入る場所に聞こえるが、実はそうではない。そのメリットは、そこで働いている人々が専門家であり、自分たちの臨床経験から、痛みや臭いのひどい床ずれ、精神的苦痛、恐怖、そして憤慨への対処法を知っていることである。彼女たちは、患者のトラブルを最小限にして、治療をすべて遂行することも学んでいる。その雰囲気は家庭的である。そこには、頻回でもそれほど労力を要しない娯楽や社会的交流があり、面会規則は大きな病棟よりはるかにゆるく、個人の記念日も記録されていて、それを祝う計画が立てられる。聖ルカ病院では、誰もが誕生日や記念日を祝福される。特別の陶磁器のカップとティーポットで患者自身が家族にお茶を入れるのである。それは、患者の士気を上げる最も大切なイベントである。

そこで私が知った患者のきわめて多くは、元いた病院からの問い合わせを気にし、そこへ直接転送されたら適応するのはさらに困難だと知りつつも、幸せそうに暮らしていた。英国内のどこよりもホームの供給が恵まれているロンドンにおいてさえ、適切なタイミングで、適切な場所に空室を見つけるのは、しばしば不可能なのである。

ホームのスタッフは、シニアレベルの修道女看護師（Nursing Sisters）ないし同様の職業人によって、ほとんど完全に占められている。患者たちのほとんどは、明白な重圧に長くは耐えきれず、精神的およびスピリチュアルな悩みで彼女たちの援助を求める。彼女たちは、私たち同様、病院付きチャプレン[*4]ないし患者自身の牧師か司祭とできるだけ協力するが、多くの患者はあまりに完全に教会から遠ざかっている。そこで、魅力があるか理解のある医師か看護師であれば誰でも、（精神的、道徳的、およびスピリチュアルかを問わず）患者の問題を持ち込まれるのである。

患者ないし親族に診断ないし予後について話すかどうかという問題は、全般的管理に深く影響するので議論を要する。医師の中にも、秘密主義がかなりうまくいくという考え方を疑う者もいるが、それでこそ患者を静かなる無知に置いておくことができるのだとする者もいる。ルールを作ったり、誰かの方法を猿真似することは、不可能である。すべてのケースに個別に対処するために、人は時間を惜しまずトラブルを引き受けなければならない。ここで記憶すべきことは、患者をよく知っていて、自分が患者の苦悩を和らげることができると約束できて、今このときから最期まで患者と信仰を分かち合って旅する医師は、患者と二度と会うことのないコンサルタントとは異なる立場にあるということだ。

人間の自己欺瞞的能力は、ほとんど信じられないほどである。医師であっても、他人のことなら容易に診断できる病態が、いざ自分のこととなると症状を見落としかねず、差し迫った自分の死にも、まったく気づかずにいられるのである。そして、人間が偉大なる適応力を持っていることも事実である。自分が治癒不能だと徐々に理解するようになった、盲目で四肢麻痺の三十六歳の女性は、こんなふうに言うこともできた。「この状態でいることは、まったく気になりません」。一方、患者の中には、自らの予後についての知識を固く意識の裏側に閉じ込めて、時間をかけて、その知識を意識下に置く者もいる。

完全に疑問の余地のないものは、ほとんどない。たいてい、楽観主義はゆくゆく、疑いに屈する（特に、多かれ少なかれ持続的な痛みに苦しむ人の場合）。あまりにしばしば、疑いは最終的にあきらめに屈する。フレンチは、一九五五年十二月の悪性疾患シンポジウムにおける発表で、真実を語るべき瞬間とは楽観主義が疑いに屈しはじめるときだと感じた。知的で断固とした人にとって、それは病気の早期から起こるので、真実を話すことで、憤慨や欲求不満から多少なりとも解放されることになる。そのような人々は、あまりに皮相的な楽観主義で元気づけられることに飽き飽きしているからである。そうでない患者はおそらく、できる限り、知らせずにおくのがよい。私たちは何としても人生を手放したくはないので、真に宗教的発見でさえ、あきらめることのつらさを長引かせる。「何が起こっているのかを、誰かに訊ねるどころか、自問しない人も多い。私たちには、そのような心に真理を押しつける義務はないが、彼らの控え目さには敬意を払わなければならない」(Hebb, 1951)。それ以外の人々は、真実を知っていても、議論することを選ばない。

聖コロンバで長らく医務官をしていたスプロートは、そこで年に二百人の患者の死を見送ってきたが、患者とスタッフとのあいだの本質的な信頼には、いかなる欺きも紛れ込んでいないことに深く感じ入った。患者の大方は、当初はどうであったにせよ、遂に真実の状況を知らされると、以前よりずっと幸せを感じたという。一方、何も知らされなかった人たちは、不安で、懐疑的で、かつ欲求不満となる傾向にあった。彼のルールは、時に言葉を濁すことはあっても、決して嘘をつかないことであった。スプロート医師によれば、真実を学ぶ過程は段階を経るものだが、二、三日後に患者は自ら適応していった。私たちは、患者のよい気分こそが回復を信頼している証だと考えがちだが、現実を直視する勇気ある人の顔にはそれとは異なる表情が浮かんでいることもある。スプロート医師によれば、患者がしばしば機嫌良く、たいてい社交的であるのは、同じ立場にいる仲間の助けになることを知っているからだ。もっと適切に言うなら、彼らは同じ空襲に合った仲間を見つけたのである。

スプロート医師の患者のほとんどが終末期であったことは、憶えておかなければならない。彼の経験は、以下のように語ったウォーチェスターの経験と合致している。「そのような場合に、何を言うべきか、何は言わずに済ますべきか、ということが不確実なのは、大方、死にはほとんどいつも、死にたいという完璧な願いが先行しているという事実が、一般に知られていないからである。だから私たちは、フランクな関係を確立できるのだ」(Worcester, 1935)。結局、フランクな関係にあるからといって、駆け引きがないとは限らないのである。

ホステルのある修道女看護師によると、真実を語られた患者はほとんど例外なく、それを知ってより幸せを感じた。彼女は自らの意見をヨハネによる福音書 8: 32「あなたたちは真理を知り、真理はあなたたちを自由にする」[*5] (新共同訳 (新) 182 頁) に託して語った。

最大の困難を抱える人々は、私たちができる限り保護すべき人たちだが、それは、後に子どもを遺していく若い人たちである。しかし、最終的に真実が彼らにもたらされると、静けさを見つけるよう援助され得る。私がホーム訪問で思い出すのは、大切な夫と息子を遺していくのを知りつつも、とても幸福な人生への感謝と、自分に対してと同様彼らへの信頼に包まれていた女性のことである。一方、孤独で疲れ切った年老いた人々は、しばしば、自らの闘いがもうこれ以上長くはないと知って、大いに救われるのであった。

最後に、真実を伝えたいと最も思う人たちは、患者に提供すべき希望がまだあると感じている人たちだということを補足しておかなければならない。ほとんどすべてのホームが宗教的基盤で運営されていることは、重要である。他とは異なる基盤に立つハムステッドのマリー・キュリー・ホームでさえ、最近は、祈りの言葉を導入している。そのようなものを嫌う人々もいるが、ここと少なくとも聖トマスでは、感謝の表現が不平をはるかにしのいでいる。S氏は、無神論者の出版関係者だったが、最期まで無神論者として、聖コロンバで幸せに暮らした。

死にゆく患者の人間関係は、援助を必要とする。患者の周りの人々の中には、自立していて、何が自分たちに要求されているかをいったん把握すれば、その状況に適応する人々がいる。ある訪問看護師が指摘したように、なんとかしたいと願う人たちは、なんとかして患者を快適にしようとしてどうにかするものである。しかしながら、状況がどうなっているのかを、何度も、しかもごく単純化してきっぱりと言われない限り、まったく何も理解できなかったり信じることができない人々もいる。そして、いったん理解しても、多くの人々は、あきらかに能力不足か、患者の面倒をみることが不可能であり、たとえその重荷が免除されても、医師や看護スタッフ、そしてソーシャルワーカーなどからの物質的および精神的サポートを絶えず必要とする。同情が危険でもあるのは実際的援助によって裏打ちされていないときであるが、周りの人々が医療スタッフから関心を持たれていると知れば、自らも驚くほどの達成に向けて後押しされ得るものである。家族が自分たちの責任を理解し、直視することが大切であり、ソーシャルワーカーの援助は、特に重要である。彼女は、話を聞く専門家であり、問題を語る行為自体がしばしば、人々が自ら自分自身の解決を見出すのを援助するからである。

看護

ホームであれ病院であれ、患者がくつろぐには、手練れた専門看護が必要である。親族は必ずしもそれに最適というわけではなく、長期にわたる病いにおいては、働き過ぎないよう守られていなければならない。いくらかはやすらぎが与えられないと、最も献身的な人が患者の近い死を願うようになったり、心の痛みを意識するか自分の憤慨に気づいて苦悩することになりかねない。医師が、このような看護についていくらか知っておくことは重要であり、それでこそ親族に、あるいは（最も巧みなことに）経験のほとんどない看護師にも、何かを示唆することができる。

患者はできるだけ長く、病いに屈しずにいるべきである。ベッドでくつろぐことを、本当に必要とするまで控えるべきなのは、後でつけが回ってくるからである。多くの人は、もしも励まされたならば、亡くなる日まで、入浴とトイレには起き上がれるはずだ。人々は引退すれば、程度の差はあれ、身の回りを多くの興味あるものに囲まれ、しばしば最も幸福な時を過ごす。

寝たきりの患者には、頻回の体位変換が必要である。もしも仰臥位のままだと、亡くなる直前まで床ずれなしというわけにはいかない。あるホームによれば、シリコンクリームはトラブルの先延ばしに大きな違いを生む。

患者は、トイレの必要性も驚くほど異なるので、選択肢がいくつか許されなければならない。ある高齢の男性は、病院から聖ルカに転送されてきて、到着時に寮母にこう言った。「私を洗わないでくれるかね？　別のところでは、私を死ぬほど洗ったんだよ」。

看護師は、薬剤を使わずに患者を休ませる援助法をたくさん知っている。死にゆく人にとって、小さな病棟は、忙しい外科病棟の終わりのない騒音や、元気な親戚であふれる小さな家よりも、やすらぎの場所である。夜の儀式である温かい飲み物、湯たんぽ、タイミングを心得た差し込み便器、体位変換、そして適切な照度の実に穏やかな灯りによって、良眠が得られる。彼らが何かを必要としても、疲れ切った親族をこれ以上困らせることはなく、患者が望めば時間のある看護師が会話に時間を割いてくれるという信頼感は、重要な因子である。

食事は美味しく、別腹にちょっと凝ったケーキが収まるくらいには、食欲をそそらなければならない。ある患者の妻は、全国がん救済協会からの夫の週間手当7シリング6ペンスを利用して、イチゴやタマキビガイ（巻貝）、フルーツゼリーをぬったウナギや季節の味を提供し、それが二人にとっての週に一度のお楽しみとなった。痛みから解放されれば、自宅から入院になった患者はしばしばしば、食欲も増して、しばらく快適さを求めて家に帰るほどに回復するかもしれない。

膀胱と腸管は、ほとんどの患者にとっていつまでも関心と心配の種である。尿閉には膀胱カテーテルが必要となるが、ホームではウロルカシル（urolucasil）によって尿路感染はうまくコントロールされている。便秘は時に制御困難である。週に一、二回の用手排泄と下剤は役に立つが、もしもペトロラガー（Petrolagar）ないしその類似品が使用されたなら、その回数はもっと少なくて済むだろう。尿失禁のある患者は、シーツを清潔に保つために、パッド付きのナプキンを使用しなければならない。施設によっては、夜間ないし二十四時間、ゴム製の差し込み便器が使用されることもある。これらには細心の注意が必要であるが、思慮深いパッド使用、パウダーやワセリンの自由な使用、それに誠実なクリーニングは、困惑よりも慰めとなる。

傷の手当てには、スキルと想像性が必要となる。ユーソル（Eusol: Edinburg University Solution of lime：ホウ酸と石灰を混ぜて作る消毒剤の一種）は、臭いのきつい進行性の床ずれには最も満足のいくローションである。エアーウィック（Airwick）のエアゾルは、大方の臭いを消すことができる。

口腔は問題であり、絶えず注意が必要である。アスピリンとベンゾカインの乳液は、口内炎の痛みに有効で、しばしば食前に使用される。ベンゾカイン薬用ドロップは、今でも頻繁に使用されている。パイナップルは、特に役に立つ甘酸っぱいフルーツだが、口腔内乾燥と声がれを防止する。多くの患者が終末期に敗血症になり、耳下腺炎になる。それには、ゲンチアナバイオレット（Gentian

Violet）が役立つが、時に、エーテルとのカクテルが使用される。

終末期

患者の死が実際に始まる時点を言い当てることは難しい。しかし、もしもホームに患者用の個室があるのなら、経験を積んだ病棟看護師長が患者をいつそこに転室させるべきかという決定において間違うことは稀である。全体として、個室があるのがよいのは、親族が長く滞在できるのと、他の患者に負担がかからないからである。しかし、時々、他の患者ためになるのは、同じ病室でカーテンの向こうに死にゆく人がいても、死自体は静かで平和なものだと知ることになる場合である。死にゆく患者はたいてい少し体を起こしてもらいたがるか、側臥位を取りたがる。患者が仰臥位を取り続けるのは、動けないか、誰かに頼めないときである。頭が落ちないよう枕も必要である。患者はしばしば闇を恐れるし、灯りや新鮮な空気を欲しがる。酸素で患者が楽になることはほとんどなく、マスクは嫌うものである。患者は寝具を払いのけようとするので、寝具は軽いものがよい。末梢循環が悪くなると、体内温度が上がるからである。ひどく汗をかいた後は、スポンジでぬるま湯やアルコールを口に湿してやると、よい。

体の衰えは進行していくものであり、たいてい下から上に向かうので、私たちは（しばしば見かけることではあるが）いたずらに食べ物で胃を拡張させてはならない。しかしながら、口の渇きは最後の熱望である。ウォーチェスターは、酸味のあるワインを少量混ぜた水を示唆しているが、ガーゼに湿した水でもかなり水分は吸収しやすい。舌は口蓋底にひっつきやすいが、それは、ワセリンないしガーゼにくるんだ氷を歯肉と歯のあたりに置くと治まる。過剰な唾液もガーゼで楽になる。

この段階であってさえ、患者は自分の傍にいるのが誰か十分わかるし、その存在に慰めを見出す。聴覚は最後まで残る感覚であり、私たちはいつでも患者の耳は聞こえるものとして相手に話し続けなければならない。言うまでもないが、患者の前で話すべきでないことは控えねばならない。注射の後で突然意識を失くした患者は、二時間たってもまるで意識が戻らなかったが、後日、私に語ったところによると、そのあいだの会話はすべて筒抜けであった。彼女は耳が聞こえるというサインを看護師に送ろうとしたが、筋肉がまったく動かなかったのである。

最期はたいていいつも、やすらかである。痛みの停止が実にしばしば、死が近づいてきたサインである。

親族はしばしば、死が近づいてきたことについて何かを言う必要を感じるが、もしも彼らに何かすべきことがあれば（たとえそばにいることだけであれ）、救いとなる。聖ルカでは、各階に休憩室が整備されているので、親族が希望すれば徹夜も可能である。何らかの責務を担っている人は長時間の付き添いは無理だろうが、自分たちが別れを告げる最後の人間だと知ったら、別れに耐えることは、より容易になるだろう。時に私が患者から学んだことは、彼らはひとりだと個室や寝室では孤独で怖がるということと、誰かが傍にいるのは救いとなるということだ。

痛み

ほとんどのがん患者が痛みに苦しむため、たいていの人は、痛みが逃れ難いものだと考えている。しかし、これは真実ではなく、自らの診断を知る者は誰もがそれを教えられなければならない。人によっては、痛みが圧倒的な症状になることもあり、それ自体の閾値を下げるために、終末期がんにおけるさまざまな不快感に敏感になるかもしれない。ある人が、何年も不平を言うことなく病いに対処してきたソーシャルワーカーの死の床を訪問したところ、彼女が下に敷かれたシーツの皺のこと以外、ほとんど何も考えられないのを目の当たりにした。彼女の抵抗も、持続する不快感を前にして無惨にも消え去ったのである。

緩和外科（姑息的手術）と放射線療法、内分泌調整、神経切断と神経ブロック、これらはすべて痛みを軽減するために利用される。

しかし、これらの方法が不向きだったり、功を奏さない患者というものがそれでもいて、痛みの軽い者は派手な処置はいらないものの、不快感と苦痛が数ヶ月も続くことになる。患者に痛みの軽快を期待するよう促すことは、とても大切である。痛みに対する恐怖は、疼痛時の巧みな処置によってのみ、実際に回避される。

適切な薬剤に関するすべての問いが議論され、十分に研究されなければならない。さまざまなホームで供与されている薬剤を比較することで、一、二の代替物が示唆され、二、三の一般原則も強調されるだろう。

スコポラミンカクテル、そして／あるいはペチジン錠の定期投与は、病いの全経過において十分有効であろう。

アスピリン、フェナセチンとカフェイン、ネペンテ（nepenthe）単独、そしてネペンテとアスピリンないしエーピーシー（A.P.C.）は有効である。デキセドリン（Dexedrine）、そして／あるいはフェノバルビタールは日中に使用されることが多く、不眠が不安によるのか痛みによるのかを見極めるべく注意が払われ、その判断に基づいて治療が行われる。セコナール（Seconal）がよく使われるのは、作用時間が短いため、夜間に何度か使用できるからである。メサドン（methadone）、レボルファン（levorphan）およびその他の合成薬剤は効果の幅が大きく、たとえ有効であっても、最終的にオピオイドの代わりになることは稀だということは、ホームにおいて発見された。

それらはあまりに早く開始されてはならない。がんが手術不能だというだけでは、その使用は正当化されない。それらは嗜癖を来すし、ホイル（Hoyle）が示唆するように、習慣化するのは、本当のところ、多幸感と必要性の表現のみだからである。痛みが圧倒的症状になった際には、モルヒネに替わるものはない。しばしば、よく知られたブロンプトン・カクテルが多少改変された形で投与されている。

リチャードソンとベイカー（Richardson and Baker）に記載されたカクテルは、以下の通りである。

ネペンテないしモルヒネ塩酸塩液　15ミニム
コカイン塩酸塩　8分の1グレーン
インド大麻チンキ　10ミニム
ジン　4ミリリットル
シロップ・シンプレックス　4ミリリットル
塩素水　2分の1オンスまで

ネペンテないしモルヒネ液は、100ミニムないしそれ以上まで増量可能で、コカイン塩酸塩も4分の1ないし2分の1まで増量可能である。しかし、インド大麻は15ミニム以上に増量してはならず、時に、クロールプロマジン25〜50ミリグラムのシロップに置換可能である。

モルヒネの副作用は、今では少なくとも、部分的にはコントロールできる。アボミン（Avomine）とドラマミン（Dramamine）は役立つだろうし、適量のクロールプロマジン（50ミリグラム一日三回投与。および症状のきつい夜には追加可能）は、嘔吐をコントロールするだけでなく、いくらか無関心を引き起こし、それによってモルヒネの投与量を減量できるかもしれない。新薬のダプタゾール（Daptazole）はマリー・キュリー・ホスピスにおいて、モルヒネとの組み合わせで、製造メーカーの推奨量で使用されていた。ショーとシャルマン（Shaw and Shulman）によれば、呼吸抑制は拮抗され、嘔吐は軽快し、耐性はおそらく先延ばしされる。確かに、1・5グレーン以上のモルヒネを六時間おきに投与されても、頭もボーッとせず快適な患者がいくらかいた。ある人は、私の訪問日に映画に行く予定であった。一方、聖ルカでは、その使用に手応えを得ていない。

いくつかのホームでは、ヘロイン（diamorphine）が相変わらず使用されている。その使用者は、患者の中には、これ無しでは助けられない者がいると言う。スコポラミンは精神症状には最も有効な薬剤で、嘔吐の抑制にも必要とされる。夜間のみ使用されるが、ホステル・オブ・ゴッド（Hostel of God）では、精神症状にはしばしば二倍量を投与する。実際、一回か二回の追加が長時間効果を有するようになるので、数日間以上追加する必要はない。ホームはどこも、終末期の患者が痛みをコントロールできなくて敗北することは、たとえあったとしても稀であるという。聖コロンバは、以前ミッチバー（Mitchver）によって使用されたスコポラミンカクテル（Hyoscine co.）と呼ばれるカクテルを使用している（スコポラミン120分の1グレーン、モルヒネ4分の1グレーン、およびアトロピン150分の1グレーン）。彼らは、必要に応じて、モルヒネないしヘロインを追加するが、他剤が無効な場合もそれによって睡眠が維持される。オピオイドが定期投与されると、大量に必要となることは稀だという。ただし、それはあくまでも痛みを軽減するために使用されるのであって、鎮静のためではない。患者はしばしば夜には、鎮静のために別の薬剤を必要とする。シフリン（Schiffrin）によると、モルヒネは胃内通過時間を長引かせるので、他の経口薬があるなら、モルヒネの内服ないし注射の前に内服すべきである。ここの病棟看護師長の一人は、持続注射に耐性ができた患者には舌下の錠剤が有効だという。

　ホームでは、痛みが生じてから緩和するよりも痛みの発生を予防する方が容易だと強調されている。聖ルカでは、患者がいったん痛みを訴え始めたら、その程度にかかわらず、ネペンテ15ミニムが四時間毎に投与されるが、骨の痛みが主因であればコデインカクテルが追加され、最終的にはモルヒネに変更される。この段階だと、ペチデムの錠剤も多く投与される。その他のホームでは方法は多岐にわたるが、たいてい定期的に六時間毎か四時間毎に（さらには二時間のこともあるが）注射が行われる。患者のきめ細かい観察に基づき、屯用を使ったり、必要なだけ投与間隔を短縮することになる。痛みと不安のコントロールと過鎮静のあいだのバランスをとることは、必須である。注射と注射のあいだに意識レベルが変動するのは不快であるが、適量のモルヒネ定期投与により、患者は意識清明でありつつも、それなりに痛みから逃れることができる。

　ブロンプトン・カクテルでは、コカインとジンの両方の成分が重要である。コカインは抑うつに有効であり、4分の1グレーンを一日三回投与する単剤処方か、アルコールに混ぜて投与される。これは経口投与のみであり、注射してはならない。

　アルコールは独自の働きがある。H氏は生涯を通して、かなりの量のウィスキーを自らの薬剤に追加していたが、それはあきらかに彼にとって最適の薬となった。シャンパンは、どちらかというと高く評価され過ぎではあるが、口の悪い人にはよい。比較的安価なワインは、飲みたい人には慰めとなり、夕方の温かい飲み物に混ぜるブランデーないしウィスキーは、高齢者の睡眠に役立つ。食前のシェリーは、生活の愉しみを増す。私が思い出すのは、嬉々として胃ろうに黒ビールを注ぐ患者である。

これらの多くは、ヘルスサービスを介して供給され得るが、親族や友達が見舞いの品として、特に選択肢がないときにもお薦めである。

止めることのできない咳は、痛みと同じくらいひどいものである。コデインシロップ、メサドン、そしてヘロインは、すべて役に立つ。少量のお湯に追加されたなら、患者の慰めとなり、さらによく効くようである。

R夫人のように一般病棟で看病されていて、ひどい痛みのある患者は、薬剤の投与量が足りない傾向にある。死にゆく人は、定期投与によって、薬剤投与の合間に痛みを感じずに済む。薬の内服を患者まかせにするのが安全でないのは、患者が痛みをがまんして屯用を先延ばしにすると、痛み自体がすべての薬剤に対する最悪の拮抗剤になるからである。さもなくば、患者は頻回に屯用を希望し、嗜癖が現実的問題になる。定期投与で時間間隔を決めておくのが必須である。

援助すべき最も困難な患者は、孤立した病巣が強くて長引く痛みを引き起こしているものの、その他は比較的良好な状態にある者である。そのような患者および在宅可能な患者のために最適な薬剤を決定するには、研究が必要である。多くの新しい薬剤が使えるようになってきており、それらや実際に効能のよく知られた薬剤であっても、さらに十分な臨床研究が必要である。

結論

がんで亡くなった四人の患者と彼らの個別の問題を簡単に記述した。死にゆく人の管理における一般的問題のいくつかは、さらに十分に考察した。

死にゆく患者は信頼と安定を求めており、個人的な理解とケアを求めているし、彼や親族が自ら最善を尽くせるよう援助してもらうことと、必要な所ではサポートを続けられることを願っている。ここでは、ソーシャルワーカー部によるがんフォローアップの最新システムによって、危機が起こる前に信頼を構築することの重要性が指摘されている。痛みと不安が生じて直後の理解と迅速な対処は、見せかけの楽観主義よりも本当の価値感に基づいているが、希望の扉はゆっくりとやさしく閉じられなければならない。

患者はいつも自分自身の病院を頼りにする。彼らはできるだけ長く家にいて、もしも必要になればその時に死にゆく人のホームに行くのがベストであろう。担当医による継続治療は、なんとかここに組み込まれなければならない。病院からの往診医と在宅ケア、そして病院と密に連携のとれるホームがすべて、家庭医と共同作業できなければならない。

神経ブロックと神経切断による痛みのコントロールに関する疑問には、軽く触れるに留めたのは、筆者自身に実践経験がないからである。それと新旧の薬剤使用との組み合わせは、さらなる研究と臨床審査が必要と思われる。

筆者が思うに、多くの患者は、最後に医師から見捨てられたと感じている。理想的には、医師はずっとチームの中心であり続けるべきで、チームは、治癒をもたらすことのできない所でも症状軽減に努め、患者の射程内での悪戦苦闘を助け、そして希望と最後には慰めをもたらすよう仕事を続けるべきである。

【参考文献】

Bonica, J. J.（1953）The Management of Pain. London: Henry Kimpton.
Gavey, C. J.（1952）The Management of the "Hopeless" case. London: Lewis.
Hebb. F.（1951）Canad. med. Ass. J., 65, 261.
Hoyle, C.（1948）Dying, Care of the, in Index to Treatment. 13th edition. Bristol: John Wright and Son.
Kaehele, E.（1953）Living with Cancer. London: Gollancz.
Leak, W. N.（1948）Practitioner, 161, 80.
Richardson, J. S., & Baker, D.（1956）The Management of Terminal Disease. In the Practice of Medicine by Richardson. London: Churchill.
Schiffrin, M. J.（1956）The Management of Pain in Cancer. Chicago: Year Book Publishers.
Shaw, F. H., & Shulman, A.（1955）Brit. med. J., 1, 1367.
Sprott, N. A.（1949）Dying of Cancer. Med. Press, 221, 5728.
Worcester, A.（1935）The Care of the Aged, the Dying and the Dead. Illinois: C. C. Thomas, Springfield.
Report on a National Survey concerning Patients with Cancer nursed at Home（1952）London: Marie Curie Memorial.

【訪問したホーム一覧】

・Dunoran, Bickley.（Bermondsey Medical Mission.）
・Hostel of God, Clapham.
・The Limes Nursing Home, Streatham.
・Marie Curie Memorial Home, Hampstead.
・St. Columba's, Swiss Cottage.
・St. Joseph's Hospital, Hackney.
・St. Luke's, Bayswater.

私の質問すべてに忍耐強く答え、見学を許可してくださったホームの方々に心より深謝する。

＊訳注

一九五七年にまだ医学生だったシシリー・ソンダースによってはじめて書かれた論文である。彼女によって最初に記述された患者が「ハイドパーク・コーナーの無神論宣教師」だったことに、好奇心をくすぐられるのは、あまりに象徴的だからである。「そのあと引き続くホスピスおよび緩和ケア運動のための「マニフェスト」として読むことができる」のも確かである。全般的管理、看護、終末期、疼痛、精神的苦痛、恐怖および憤慨、そして診断および予後を患者および家族親族に伝えること、さらにはスピリチュアルケアと、緩和ケアのすべてが揃っているのだから、驚愕する他ない。文献表記の不備はご愛嬌。

＊1　ミニム：minim=1/60dram, Fluid Dram=1/8floz（英では3.5517㎤）なので、60minimsは約3.6cc。グレーン：gr=1/7000lb=64.7991mg; q.d.s.=quarter in die sumendus

＊2　"Cicely Saunders: Selected writings 1958-2004" の編者であるデイヴィッド・クラークから、いくら「論文の多くは刊行後それなりの年月が経過しており、臨床実践はさまざまな点で変化している。よって、

すべての薬物名と投与量は、歴史的情報と見なされるべきであり、現在の臨床実践の手引きとされてはならない」と忠告されていても、このような記載に出くわすと、誤訳疑惑も起こりかねないので注記しておきたい。結論を言えば、当時、このような治療はあり得たようだ。愛知県がんセンター中央病院呼吸器外科坂尾幸則部長に訊ねたところ、翌日、以下の文献を手渡された。Vargas Hernandez, VM and Moctezuma Espinosa J. [Pituitary gonadotropin releasing hormone (GnRH) and breast cancer]. Ginecol Obstet mex. 1995 Dec;63:493-6.[Article in Spanish] および Eskin BA. Iodine and mammary cancer. Adv Exp Med Biol. 1977;91:293-304.

＊3　21シリング：現在の1・05ポンドに当たる英国の旧通貨単位。

＊4　病院や学校などにあるキリスト教の礼拝堂（チャペル）で働く牧師のこと。生きることの意味や目的、死後の世界などについて共に考える。

＊5　Ye shall know the truth and the truth shall make you free.

第2章　突然の死から…

Saunders, C. (1961) 'And From Sudden Death... '. Frontier, Winter, 1-3.

連祷[*1]は、私たちが「突然の死」から解放されることを求め、ジェレミー・テイラー（Jeremy Taylor）は、「突然の死」を迎えて「ランプの芯を切る」時間のない人のために祈りを捧げる。しかし、現代の私たちは、速やかにかつ何の警告も受けずに死ぬ人を幸せだと考えている。

現代の私たちが隠そうとしている死の恐怖や威厳の誇示をすべて憶い出すべきだとは言わないが、今日、死の厳粛さには、あまりにも配慮が欠けている。死を「不自然なもの」として遠ざける人の本能が誇張され、全体としての社会にできるのは、死や死にゆく人について考えないことだというところまで来ているのだ。このような感情のいくらかは、死にゆく人は接触する者に「不幸をもたらす」という古い迷信に通じているが、より深い重要性もある。物質至上主義はおそらく、センセーショナルかセンチメンタル以外に、死についての考え方を知らない。繁栄、安全、そして実体のある喜びの追求に支配された社会は、苦悩や死の問題に対する有効な答えを提示することができないので、そのような問い自体が禁じられている。また、近代医学はすべての病いを予防ないし治癒させるものだと一般的に考えられていて、もしもそれが失敗したならば、その結果は「不公正」だと感じられる。もしかすると曖昧な罪悪感もあるかもしれないが、要するに、苦悩は、患者およびその周囲の人々にとって、意味のない重荷だと考えられているのである。

中には､唯一の正しい尊厳ある解決は、避けられない死をできる限り速やかに容易にすることであり、そこからの解放を選択する責任は個人にあると信じる人々がいる。しかし、それが、神の力と智恵、結局は、神の愛をもきっぱり否定するのは確かだ。ただし、そのような解放要求に至る苦悩は、やわらげられるか、かなりやわらげられるものであり、実際、そうあらねばならない。そして、そのようなケアの方針を擁護する人々に深い関心を抱くことは、今日のこの国における苦悩への多大なる無関心とその結果としての無視に対して挑戦することにもなる。確かに、私たちに自己満足の余地はない。そのようなステップが間違いだと語る人々は、速やかな死という解決を誰かが要求すること自体がそもそもあってはならないことを理解する責任がある。身体的ケアを提供し、死は時宜にかなった妥当なものであることをわかってもらうためには、相手を理解する共感が実際に作用していなければならない。しかし、もしもこうした事柄の向こうに永遠的価値のある相手を見すえないのであれば、私たちの仕事は、単なる緩和技術の使用に過ぎず、相も変わらず現実の問題とその解決を回避していることになる。

痛みを止めてくれという叫び声は、人間にふさわしいものではない。死にゆく過程が終わりとしか見なされない場合、患者が痛みに苦しみ長く疲れ果てるとき、患者の周囲の人々の心は、心配と恐怖で埋め尽くされる。患者は「何が起ころうとも知っているに違いない」と、それとなく結論されるため、死にゆく人の避け難い孤独は、増すことになる。誰もが、避け難い敗北からくる無力さに満たされ、恐怖は、説明も援助もないままに苦悩する者へと伝わる。患者についての思いはすべてネガティヴであり、私たちの誰もがする応答は、言葉ではなく、ただ考えるだけに終わる。そのため患者は、役立たずで侮辱されたように感じて取り残される。

人は本来、自分が耐えている痛みに疑問を抱き、そこに意味を求めなければならないことに気づく。患者が死をじっと見つめ、たとえそこには、真実の意味のほんのわずかな輝きしかなくとも、その存在を受け入れなければ、当人は、人生を十分に受け入れることができない。実践上、個人は大衆よりもいつでも親切だし勇敢である。私たちの無関心と自己満足の両方が、死の衝撃によって揺さぶられると、この悲しい考え方や実にしばしば不適切となる見込みにもかかわらず、私たちは、結局は勝利が敗北に置き換わると考え始める。すべての種類の苦悩が、回想に至る。そして、死に近づくことは相変わらず、物質至上主義的価値感のくびきを断ち、人々から最上の部分を引き出し、彼らのやすらぎにふさわしいものを当人に提示する。人間についての現実的真実と患者の尊厳、そして患者が神の慈悲にすがることは、親切と忍耐強い愛情によって、光を当てられる。

敗北でなく達成

イエスがゲツセマネの園で死に直面するとき、彼は弟子たちに、「わたしと共に目を覚ましていなさい」と言った。[*2] これは、私たちが死にゆく人に近づく際に身につけねばならない、頭と心の態度である。そうすることで、私たちは人々から学ぶことができるだろうし、人々に何かを与えることもできるだろう。死にゆく人に特別なものが提供できるホームや病院は二、三しかないが、私は、その一つで働く特権を得ている。ここで私たちは、身体的ニードを満たすことができる（しかも、この任務に自信を持って臨むことができる）し、そこで起こっている事柄を観察し、共有する時間もある。私たちが絶えず、患者への義務を目の前につきつけられているのは、自分たちが神の栄光なくしてその義務を果たし始めることなどできないことを知っているからである。しかし、さらに言うなら、私たちは、患者が今度は順に、私たちや彼らの愛する人たちに何かを与えるところを目の前につきつけられる。患者がそれを成すのは、彼ら自身の対処と同時に、彼らの正にその状況によってである。いつでも、私たちの目標は、痛みや苦痛が静まるように、そして患者が自分自身でいられるようにしてやり、彼らが目の当たりにしている状況への鍵を見つけられるようにしてやり、彼らなりの仕方でその鍵を使えるようにしてやれるよう、私たちの治療を修正していくことである。患者が意味のある経験をしているのは間違いなく、私たちがいつも目にするのは、生きることの長引いた敗北ではなく、生きることにおけるポジティヴな達成であることは、疑いない。いつでも、そして多くの点において、起きている事柄すべてに神の手が置かれているのを私たちは意識している。他の多くの面においても、これは確かに真実であるが、おそらくこの世とあの世とのあいだの出会いの場所において、私たちはそれを尋常でない鮮やかさでもって見ることを、時に期待しているのかもしれない。

この病院は実に、出会いの場である。肉と霊、することと受け入れること、与えることと受けとること、それらが渾然一体となる。在宅ケアが困難になると、私たちの出番となるわけだが、私たちがすることが完全となるには、その患者を愛し信頼を抱く友人の継続的支援が要る。こうした事柄すべてが相互に織り合わされ、ゆっくりとではあるが一つのパターンを形作る。私たちに用意できるのは、個人が旅をする道だけであるが、その道の性質は、多くのストーリーにおいて私たちに示されてきた。私たちが新参者を迎え入れるときの自信は、私たちが既に知り得たものごとからの遺産である。なんとかして私たちは、人生の二つの部分に折り合いをつけねばならない。つまり、この世において、そしてこの世のために私たちが義務として果たすすべての行いと、私たちにはなんともできないつらいものごとを受け入れるすべての理解とのあいだで、折り合いをつけねばならないのである。生きることによって私たちは自分自身になり、そうした自己として死んでいく中で、私たちは可能な限り十分にすべてのものを神にお返しする。つまり、私たち自身を神に与えるわけである。この献身は、イエスの献身に集約される。他の誰かにその献身についての理解がほとんど見えないときでも、私たちは、神が自身の死によってその人の死を変容させたことを知っているし、私たちが神を信じることができることもわかっている。

私たちが詳細に観察し、それを深く共有することが許されている場所においても、苦悩と死についてのあらゆる疑問に答えが見つかるわけではないが、その代わりに私たちは、ペルソナ（Person：位格）を見つけ、自らの疑問は驚異の中に消える。さらに、苦悩と死による衰退が愛の献身になるとき、それが結合の方法であることも知る。最初の結合は、私たちを神自身のもとへ導くためにやってきた神とのものである。そして、この現実において、愛する人々との新しい集まりが生まれる。それゆえに、死別でさえも変容する。ジェレミー・テイラーは、「ランプの芯を切ること（the trimming the lamp）」について語った。私たちは自分自身として大切にしていたものを最終的にすべてはぎ取られ、燃やすべきものは神へのランプしかないという人をたくさん見てきた。しかし、彼らは自分自身をすり減らしたのではなく、それ以上の者となった。なぜなら、それまで挨拶程度ならできても来るべき気まぐれな瞬間にしか共有できない愛情の強さと結合能力があるからだ。そこにおいて、私たちは、暗闇が光によって掌握され、死が勝利の中に呑み込まれる方法をちらりと見る。

死にゆく過程は、現実的真実についての日々の不注意を知らぬ間に削ぎ落とす。これはしばしば、人が病いの真実の性質について理解するよりずっと前から始まっている。そこでは、精霊の作用が頼みであり、神の出鼻をくじくことで恐怖をあおらないよう注意しなければならない。誰かが然るべき時にこの過程を通るとき、彼は落ち着きと受容を達成し、それに反応する形で周囲の人々は、彼を見守り傾聴することを学ぶ。私たちのところのような病棟の静けさは、大部分、患者自身の中にあるものである。これは、戦う力が徐々に失われたというだけではないし、如何ともし難い断念というわけでもない。苦渋と憤りは、病いのはじまりに見出されたとしても、ゆるやかな身体衰弱の終わりまでは続かない。私たちの経験では、ストーリーの終わりは、丁重さと感謝、そして謙虚さの中に見られる。死にゆく人はあまりにしばしばオープンさとシンプルさを持ち合わせており、彼らを援助しようと努力する人々から同じ特質を引き出すものだ。私たちは、私たちにそのようなことを学ばせ、寛大で、他者に真実の注意と敬意を持って近づくことを可能にさせる人々に、借りがあるわけだ。ここには、単なる倹約主義ではなく、今ふたたびの寛大さと不変性がある。それは、後に残される人々にやすらぎと勇気をもたらす、とりわけよい記憶を残す達成である。

死んでいくには共同体が必要だ。援助と仲間意識。それにケアと注意が、死にゆく人の苦痛と恐怖を静め、おだやかに逝くことを実現する。共同体の側も死にゆく人を必要とする。なぜなら、永遠の問題について考えるため、そしてそれを他者に聞かせ、与えるために。教会の共同体が特別な責任を担っているのは、多くの異なる環境にいる死にゆく人々に出会い、時にとても困難な状況を耐え忍ばなければならない人々を支えるためだけではなく、私たちの現在ある格差を是正するよう援助するためでもあると、私は信じている。ほとんどの人々にとって、自宅で死にたいという理想はあるものの、あまりにしばしば、それが実現不可能と判明する。私が働く特権を得ているタイプのホームがより多くなることが、強く望まれる。それらは、医学と看護ケアの最も報われることの多い領域において専門化を実現できるホームであり、宗教がスタッフと至るところにある人生を支えるホームである。

死にゆく人を避ける社会は、不完全な哲学しか持ち合わせていない。死にゆく人が私たちのあいだに存在すること自体によって、彼らは、「私たちが心から智恵に耳を傾ける、その日その日を大切にする」[*3]ことを思い起こさせてくれ、人生についての最も重要な問いを投げかけ、最も偉大な現実を私たちの意識に上らせてくれる。もしも私たちが「彼らと共に目を覚ましている」なら、彼らは、孤独感のいくらかを、背負った重荷のいくらかを軽くされ、私たちは共に、死ぬことが単なる喪失ではないことを学ぶことができる。もしも彼らが、神を（しかも神を、恐怖からの単なる逃避としてではなく、彼らが自らの人生全体を異なる仕方で眺めるよう求める現実として）見つけることを援助され得るならば、いかなる苦悩も利用され、変容されることになる。そして、ヨブ[*4]のように、その問いを投げかける者は、神の存在において、その問いが死にゆくのを見ることになる。

神について何も見えず、何も聞こえない人々は、どうしたらいいのか？　こうしたものが一切届かないとしたら？　頭が曇らされ、老いぼれ、混乱した人々は、どうしたらいいのか？　それは、別の論考の主題として十分成立する大きなテーマである。彼らの身体的苦痛を鎮める私たちの責任はさらに増すばかりだとだけは言っておきたい。もしもそれが唯一私たちにできる彼らへの援助法だとしたら、私たちは、神が、神御自身で彼に到達することを信じなければならない。なぜなら、神こそ、御自身に死を与えることによって、死にゆく人すべての近くにお越しになった人なのだから。ここで、万物においてと同様、「神は、すべてのものの以前にあり、すべてのものの終わりにいる。そして、神が、死の鍵を握っているのである[*5]」。

＊訳注

一九六〇年の夏に、アントーニ・ミチュニヴィッチが亡くなり、一九六一年には、七年来の親友であったG夫人、続いて父親も亡くなるという、つらい時期にキリスト教関連の雑誌に書かれた論考である。内容からしても、発表の場からしても、書くこと自体がソンダースの癒しになったであろうことは想像に難くない。ソンダース、四十三歳。

＊1　連祷（れんとう）：司祭の唱える祈願に会衆が唱和する形式。

＊2　ソンダースは、たびたび"Watch with me"を引用するが、これは新約聖書「マタイによる福音書」26:36-46に記された「ゲッセマネで祈る」からである。「それから、イエスは弟子たちと一緒にゲッセマネという所に来て、「わたしが向こうへ行って祈っている間、ここに座っていなさい」と言われた。ペトロおよびゼベダイの子二人を伴われたが、そのとき、悲しみもだえ始められた。そして、彼らに言われた。「わたしは死ぬばかりに悲しい。ここを離れず、わたしと共に目を覚ましていなさい」。少し進んで行って、うつ伏せになり、祈って言われた。「父よ、できることならこの杯をわたしから過ぎ去らせてください。しかし、わたしの願いどおりではなく、御心のままに」。それから、弟子たちのところへ戻って御覧になると、彼らは眠っていたので、ペトロに言われた。「あなたがたはこのように、わずか一時もわたしと共に目を覚ましていられなかったのか。誘惑に陥らぬよう、目を覚まして祈っていなさい。心は燃えても、肉体は弱い」。さらに、二度目に向こうへ行って祈られた。「父よ、わたしが飲まないかぎりこの杯が過ぎ去らないのでしたら、あなたの御心が行われますように」。再び戻って

御覧になると、弟子たちは眠っていた。ひどく眠かったのである。そこで、彼らを離れ、また向こうへ行って、三度目も同じ言葉で祈られた。それから、弟子たちのところに戻って来て言われた。「あなたがたはまだ眠っている。休んでいる。時が近づいた。人の子は罪人たちの手に引き渡される。立て、行こう。見よ、わたしを裏切る者が来た」（新共同訳、（新）53-54頁）。

バッハの『マタイ受難曲』は、正にこの部分を収録した「マタイによる福音書」の二十六章と二十七章のイエスの受難を題材にしている。現在、以下のホームページでシシリーの"Watch with Me"は、オープンアクセスとなっている（http://endoflifestudies.academicblogs.co.uk/open-access-to-watch-with-me-by-cicely-saunders/）。

ソンダースが求めることになるスピリチュアリティはいかなる宗派、そして宗教であること自体にもとらわれないものであったが、この言葉は、例えば大乗仏教にも容易に見出すことができる。「その修行である六波羅蜜にある禅定と智慧とを、『心の安定』と『心の覚醒』というように言い替えることができると思っています。というのも、釈尊のみ教えを記録した書で、最古の層に位置すると思われるもの（『スッタニパータ』など）を読んでみますと、釈尊はしばしば欲望を制し、心を安定させよと説かれているのです。そこでは、心の安定は、さまざまな欲望を制御するところにもたらされることを教えてくれます。と同時に、よく気をつけていなさい、よく目覚めていなさい、と時にふれ、注意されているのを見ることができます。つまり、眠ることなく、弛緩することなく、注意を持続しなさい、心を覚醒させていなさい、というのです」（竹村牧男 2003『大乗仏教学入門』佼成出版社 124-125頁）。

＊3 number our days that we may apply our hearts to wisdom. 友人の遠藤勇司牧師によると、直接の引用か否かは不明だが、おそらく詩編 90: 12『生涯の日を正しく数えるように教えてください。知恵のある心を得ることができますように』（新共同訳）の英訳が元ではないかということである。

＊4 ヨブ（Job）は旧約聖書に収められている『ヨブ記』の主人公。それは、がん患者であれば誰もが問う、「なぜ自分ががんにならねばならなかったのか？」という根源的な問いとそれに対する回答を二五〇〇年程前に既に提示したことで知られる。ヨブは、善人の見本のような人だった。しかし、サタンが、

あいつは恵まれているからああしていられるだけで、家族や財産を奪ってやれば、きっと神に呪いの言葉を吐くだろうと神に耳打ちする。それを試してみようと。そして実際、ヨブは、そういう目にあう。だが、一切不満を口にしなかった。「わたしは裸で母の胎を出た。また裸でかしこに帰ろう。主が与え、主が取られたのだ。主のみ名はほむべきかな」と言うだけであった。そこで、サタンはヨブの体をいやな腫物で覆い尽くす。ヨブはそれにも耐えるものの、見舞いに来た三人の友人の様子を見ると、信仰がぐらつく。すると友人たちは、罪のない人を神が罰するはずはないと、ヨブを非難し始める。ヨブはそれについて「自分は神に対して罪を犯したことがない」と反論し、最後には、神に対して「もしあるというのなら、私の罪は何なのか、それを教えてくれ」と挑む。結局、神がヨブの目の前に現れ、人間の分際で何をぬかすかと彼を一喝する。すると、ヨブは自分が神を疑ったことを悔い改め、神は神で、サタンの試しによく耐えたとヨブを誉め、もう一度、幸せにするというのが、大筋である。つまり、ヨブ記は、悪いことなどしていないのになぜ自分だけがこんなつらい目にあわなければならないのかいう疑問を持つ人たちに一つの答えを提供している。すべては神の思し召しなのだと考え続けることが大切なのだと。しかし、それでは納得しない人もいる。たとえば、須山静夫は文学者として自分が尊敬する作家を探求する中で、フラナリー・オコナーを発見する。「何故自分は愛する人を失ったか、ではなく、そもそも何故その人と出会えたのか、そのことの恩寵を考えよ」。この直前の一行は、ユングのヨブ解釈を連想させるが、実際、シシリーは、一九八四年の論文からユングを(彼のヨブ解釈である『ヨブへの答え』ではないが)引用する。

＊5　He is before all and at the end of all, and He holds the keys of death.　これもまた、遠藤勇司牧師によると、直接の引用か否かは不明だが、おそらく黙示録1：17後半〜18『「恐れるな。わたしは最初の者にして最後の者、まだ生きている者である。一度は死んだが、見よ、世々限りなく生きて、死と陰府の鍵を持っている」の英訳が元ではないかという。(なお黙示録21：6後半「わたしはアルファであり、オメガである。初めであり、終わりである。渇いている者には、命の水の泉から価なしに飲ませよう」も参照)。

第3章 聖ジョゼフ・ホスピスで働くこと

Saunders, C. (1962) "Working at St. Joseph's Hospice, Hackney". Annual report of St Vincent's. Dublin, 37-39.

私がはじめて聖ジョゼフ・ホスピスを見たのは、一九五五年のことである。そのとき、新館はまだ一階までしかできていなかった。マザー・メアリー・ポーラ（Mother Mary Paula）と私は探検隊さながらに、古いホスピスも隅から隅まで見せてもらった。はじめて私は、聖ジョゼフを満たす平和と幸福に出会い、マザー・メアリー・ポーラか実際にはアイルランド愛の姉妹会[*1]の誰かがそばにいてくれ、人生を明るく照らす関心と楽しみをも得た。当時、私は既に、がんで死にゆく患者のケアに関心を抱いていて、いくらか経験も積んでいた。そして、その三年後、聖メアリー医学校薬学部から臨床研究員として認められ、こうした患者の研究をすることになった。すぐに私はハックニーのことを思い出し、女子修道院長に連絡をとって、そこの医師を二人紹介してもらった。こうして、そこでの研究に着手することができたのである。今回、聖ジョゼフの何がそれほど私の関心を惹くのか、なにが聖ジョゼフをそれほどユニークなものにしているのかという問いが、私に課せられたものである。

私たちは年に四百人から五百人の入院を受け入れる。彼らの大多数は、四十から五十ある終末期がん患者用のベッドをあてがわれるのだが、三ヶ月以上入院が続くのは、わずか十パーセントである。ここには多くの見学者が訪れ、教育用回診が行われているが、決まって以下の発言が聞かれる。「ここの患者さんたちはとても穏やかで、眠気もなく、幸せそうです。痛みがあるようには見えませんね」。私は、ロンドン病院の看護師が回診の最後に言った次の言葉を引用するのが好きだ。「ところで、終末期患者の病棟はまだ見せてもらっていませんよね」。もちろん彼女は既に見ている。患者と話さえした。人々は、私たちの患者がとても元気そうなのが信じられないのである。本稿執筆時、死ぬためにここへ送られてくる患者の三分の一が、一日の大半を起きて過ごしている。これはいつになく高い比率というわけではないが、いつでも寛解する人々はいる。もう一度自宅で過ごせるほど長く回復する人たちである。中には、とても状態が悪く寝たきりになって紹介後、十八ヶ月生きた人もいる。彼らの大半は最後に、もう一度私たちのところへ戻ってくる。

私たちが成功例だと考えるのは、そのようなグループの人々だけではない。ある患者に代表してもらおう。以前にも引用したものの再度そうするのは、彼女の話し言葉がテープに録音されているからである。

ソンダース医師　痛みは、ここにくるまでどんなふうでしたか?
H夫人　ずっとひどかったですよ。万力で背骨をぐいぐい締めつけられているようでした。これでもか、これでもかって。注射の時間は決まっていませんでした。できるだけ先延ばしするんです。私が何か頼むと、こう言うんですよ。「まだよ、ちょっと待って」。彼女たちは、すぐそばにある薬に私が頼らないようにしたかったのです。どのくらい私が注射なしでがまんできるのか試していたのです……私は汗びっしょりでした。痛みでね……痛くて誰にも話しかけられなかった……泣き発作も出ました。でも、ここに来てからは、泣いていません。いえ、一度だけ泣きましたけど、一回限りです。もう一週間も前のことです。前は一日おきに泣いていたわけですからね。すごく落ち込んで、最低でした。ここではまったくそんなことはありません、大違いです。
ソンダース医師　ここに来られてから、定期的に注射をしているわけですが、どんな違いがありますか?
H夫人　そうですね、最大の違いは、もちろん気持ちが穏やかになったということです。取り乱したりしないし、うろたえないし、泣かないし、そんなに落ち込んだりしないし。前はひどかったですからね。あたまの中は真っ暗でしたから。人がどんなに親切でも、実際親切でしたけど、何も慰めにはなりません。でも、ここに来てからは、ずっと希望が持てるんです。良くなるような気もするし、家に帰れるような気もします。前は、そんなふうには思えなかった。そうなれるなんて誰も言わなかったし。いろんな人に訊きましたが、誰もはっきりしたことは教えてくれません。でも、ここに来てからは、「私は良くなるの？」と何が何でも訊きたいとは思わなくなりました。ただ、知りたいと思うだけです。

ソンダース医師　それであなたは絶望しないのね？

H夫人　ええ、希望をなくすことはありません。

これは実際、薬剤と医学的ケアの問題ではあったが、それ以上の多くがもたらされた。H夫人は私たちのところで九ヶ月過ごした。（彼女はまだ四十歳だったので）困難な家族状況を解決するのに尽力し、限りないビジターとの交流を楽しみ、いつも忙しくしていた。彼女の家族、代理人、すべての看護師、そして何よりもシスター自身が、H夫人が徐々に状況を理解し、それを受け入れ、そして偉大な信仰を深めるに際し、とても手のかかる役割を果たした。その仕事は聖ジョゼフ全体で行われたものであったが、その勝利と最終的平和は、H夫人自身によるものだった。それが、私たちにとって最も意味のある成功である。

このような事例の背後には何があるのか？　言い換えれば、他のホスピスではそれほどあきらかには見えないのにここでは自分に何が見えたと私は信じているのか？　最も大切なことは、ここで働くすべての人々が、死という事実を受けとめ、それに対して正しい態度でいることである。死による不快感と痛みは、直面化され、恐怖と苦しみもなく軽減されている。信仰が、身体的な死にポジティヴな価値を与えることができるのは、死が、私たちの持ち物すべてを神に捧げることだと考えられているからである。私たちは、体の重荷を軽減しながら、この真実を患者が発見できるよう援助できるわけだが、いつでも、本当は患者の方が私たちに教えている。私たちが死にゆく人自身から死について教えられるとき、彼らが私たちに提示しているのは、人生の意味についての何かである。だから、この仕事の魅力に限りはない。私たちは、異なる信仰ないし無宗教の多くのさまざまな人々に会い、余りにしばしば彼らが平和を見つけて、神に帰依するのを見る。これは恐怖からの単なる逃避ではなく、神の発見なのである。神は、彼らの人生を通してさまざまな方法で彼らを求めてくださっている。これをいったん理解した者は誰もが、この仕事がネガティヴだとか報われないものだと考えることはない。薬物による仕事は、痛みと苦痛を軽減できるよう私たちを援助すべく計画されているが、それは、患者が意識清明であり続け、その状況への自身の鍵を発見し、そしてそれを自分なりに使うことができるようにする仕方でなければならない。

次に私が見たと考えているものは、コミュニティで生きることである。これはおずおずと語ることになるのだが、私が本当に知っていて多少なりとはいえ目にしている気づきである。ただ、とても現実的な方法で私は、聖ジョゼフという家族に惹かれたのである。ある種のコミュニティというものが、死にゆく患者のケアをしている職員のすべての人生にとって、そして患者との個人的出会いのそれぞれにとって必須なのだと私には思える。少ないとはいえ、石だらけでとても歩きにくい道を行く者もいる。それはしばしば患者の体の病い自体というよりも社会的背景ないし性格と関連していることが多く、彼らを援助することが困難ともなるわけである。しかし、これがコミュニティの仕事であるがために、私たちは、「私にはこの患者をどのように理解できるのだろうか、どのように援助できるのか？」という考えによって圧倒されたり、自分たちがしていることについて自意識過剰となるリスクから救われることになる。私たちは絶えず、「この人に会っているのは聖ジョゼフなのだ」と思い出すことができるからだ。私たちが個人としてすることはすべて寄せ集められて、全体になる。私が患者と会うのは、たいてい到着の翌日であり、そこで、患者が清潔でカラフルな病棟を見回し、「ベッドでは王様になった気分だったし、何週間かぶりに夕食がとれたよ」と言うのを見るとき、私は自分が鎮痛薬を処方するのは死にゆく人の全体のケアと管理のごく一部に過ぎないことを再び思い出すのである。ちょうど、私たち一人ひとりのすることがすべて、聖ジョゼフの仕事全体のごく一部に過ぎないのと同じように。

再度繰り返すことになるが、私は、ホスピスと修道会の信仰や祈りの全体的生活についてもごくわずかに知るばかりである。ただし、それがどのようにすべてを支え、高めるのかはいくらか知っている。これは、私自身の教会や、私たちと患者を信仰深く思い出す友達の祈りと結びついていると考えられる。既にお気づきのように、私は、シスターたちや多くの患者と同じ宗派を信じる者ではない。私はこれに問題を感じないし、彼女たちもそうだと思う。あきらかに、聖ジョゼフは、出会いと理解のための素晴らしい場所である。私自身、同様のホスピスを設立しようとしていて、患者の中にはそれが実現するよう祈ってくれる者もいる。ある日、そのための大切な集会に出かけると、毎晩慢性疾患患者たちのために朗読をしているシスターは、患者と一緒になってそれの成功を祈ってくれた。そこにいた患者は、一人がローマ・カトリック教会で、もう一人が英国国教会、そして三人目がユダヤ教だった。聖ジョゼフは、人々と出会い、お互いをよりよく理解するための現在の試みにおいて現実的場所となっているのである。

新しい患者は誰もが、シスターの誰かから「ようこそ、いらっしゃいました、Xさん」と挨拶を受ける。患者が別の病院に転院したというよりも、家となるであろう場所に歓迎されたということは、そこが本当にシスターたちの家だからでもある。患者は、一人の人としての自分に、つまり自分の魂に、自分の心に、そして自分の体に本当に関心を示す人によって歓迎されている。彼の身体的重荷は軽減され、(時には荒れ狂うこともあるだろう) 彼の個人的在り方も可能な限り敬意を表される。アルモナーのトレーニングでは、医師のトレーニングよりもずっと、患者が言いたいことを聴くよう教育されるが、アイルランドのホスピタリティと時間にとらわれない感覚は、その教えに新しい風味を加える。あるシスターが先週、私にこう言った。「気持ちは、この家では事実なのです」。そのような事実は、急ぐことなく注意を払うことでしか発見されないし、私も、自分が急ぐことのない医師になることを学ばせてくれた聖ジョゼフに多大なる感謝の念を抱いている。私が、いつもながらに汚れた車を聖ジョゼフの明るい中庭に駐車して、歩いてくると、いつも何人かの患者が手を振って挨拶をしてくれる。私は病棟をひとりで非公式に回ることを許されているので、患者を知り会話を楽しむ時間がある。ここで「楽しむ」とは文字通りの意味である。聖ジョゼフには実際に、愉快な側面がある。家族のジョークがそうであるように、私たちのジョークも外部の人たちには実際にはわかってもらいにくいものである。また、このような仕事において起きる状況が、多くの人々にとってはあまりに陰うつに感じられるため、そこに楽しげな調和は見出しにくいようだ。私たちがいかに患者の個人性を楽しんでいるかということは、看護師にはまったく言う必要のないことだが、私が「陽気さ（gaiety）」という言葉によって意味することは、抜け目なく死に接近している人に近しい人にしかわからないかもしれない。人生の面倒な問題がなくなるとき、彼らはそのようなシンプルさと愛情を抱いて私に出会う。時には、しばらく家に帰ったとしても、来るべきことを既に見た者として、もう一度私たちのところに戻ってくる。彼らの問いに対する答えは信じられないくらい満足のいくものであるかのようだ。すべての苦悩がそれほど完全に変容し、遂には笑えるほどになったとでもいうかのように。そのような喜びをたたえたふれあいは、私たちの気持ちを上げざるを得ない。

多くのビジターにとって最も衝撃的なことは、誰も心配していないように見えることだ。聖ジョゼフの仕事について誰にでも本当に言える唯一のことは、患者の顔に浮かぶ表情である。彼らは本当に安心していて、幸せを感じている。たとえいまだに旅をつらいものだと感じているとしても、旅の道連れがいるとわかっている。旅の道連れが主イエスであることを私たちはわかっているが、これまで実にしばしば私たちは、患者もまたそれを理解するようになるのを見てきた。おそらく、私たちの言葉とはまったく無関係に。私たちは痛みを取り除くことはできても、人々に起きているつらさをすべて取り除けるわけではない。たとえば、体のだるさと死別自体である。しかし、私たちは、苦悩でさえ順応され、喜びが輝くことを知っている。人々が苦悩の中に意味を見出すか、苦悩を理解できずともそれを受け入れることを学ぶのを私たちは見ている。あらゆる問いが痛み同様に死に絶えるのを見るのは素晴らしい。ある男性が後に遺していく人たちや別れによって傷つく人々のことを考えているときに、切ない気持ちで言ったことを思い出す。「私は死にたくないんだよ、死にたくないんだ」。その三週後に彼は私に言った。「私は正しいことだけがほしい」。私は、それがどのくらいのことを意味しているかわかったし、彼が勝ち得た勝利の何かがそこにはあった。彼は、私たちが誇りと（患者のケアを許されたという）感謝を抱いて思い出す多くの人々に代わって、そう言ったのである。

聖ジョゼフは、来る人すべてに自信を持って出会う。私たちは治療に自信を持っているが、それよりはるかに大切なことは、私たちが患者自身を信頼していることである。それは、これまで他界した人々がうまくやり通したことによる遺産である。しかし、私たちの最大の自信は、神を信頼していることである。

この財団の設立にあたって、以下のことが求められた。評価、管理、症状治療、そしてルーチンの薬剤定期的投与は、患者の痛みを軽減するだけでなく、患者に眠気を催させたり生活レベルを落とすことなくそうできなければならない。もちろん、耐性と依存の恐れからも解放されていなければならない。私たちは、薬物と、その熟練した使用法については実に多くを学び、それをチームで行うことが可能になっている。聖ジョゼフという人生全体がなければ、それはとても実現されなかっただろう。聖ジョゼフこそが、私を印象づけ、あのような関心と楽しみを与えてくれたのだから。

ホスピスは旅人の立ち寄る所である。私たちの多くにとって、最後の旅である。体と心の重荷を軽減することで気持ちを静められるよう彼らを援助することができるなら、私たちには、本当の仕事が私たちのものなのではなく主イエスのものであることが明らかになる。なぜなら神こそ、自身に死を与えることによって、死にゆく人すべての近くにお越しになった人なのだから。私たち一人ひとりが神の手に身をゆだねるのである。[*2]

＊訳注

本稿では、聖ジョゼフ・ホスピスで働くことが「私たち一人ひとりのすることがすべて、聖ジョゼフの仕事全体のごく一部に過ぎない」ことを知ることだと主張されている。トータルペインが患者の痛み全体であるように、ケアも多数の医療者の努力全体でなければならないのである。そして、それこそがバーンアウトを予防する。

＊1　アイルランド愛の姉妹会（Irish Sister of Charity）は、メアリー・エイケンヘッド（Mary Aikenhead）によって一八一五年にアイルランドで設立された。聖ジョゼフにおけるアイルランド愛の姉妹会の働きぶりについては以下の通り。

「修道女のうち、訓練を受けた看護師は三人しかいなかった。残りは皆、補助員として働くアイルランド少女だった。誰もが信じられないくらい勤勉だった。一週間休みなく働き、一年を通して二週間の休暇があるだけだった。けれども看護は行き届き、修道女たちはいつも穏やかで、全体の雰囲気は活気があった。医療的行為は単純なものだったが、患者たちは痛みと不安の中で、受け入れられていることを感じていた。修道女たちは、激烈な痛みをどう抑えるかという訓練は受けていなかった。末期的ながんに付きものの悲惨な症状、例えば、抑えようのない嘔吐とか呼吸困難にどう対処するかも、よくわからなかった。専任医師もいなかった。パートタイムの医師が二人いたが、それぞれ自分の病院の診療で忙しかった。そういう状態の中で、今ようやく医師が与えられたのだ。しかも、末期患者のケアを専門とする最初の医師である。献身的で、医療技術に優れ、しかも機転のきく人だった。実際、シシリーはこの施設に多くの改変をもたらし、その効果を実感した修道女たちはひたすらシシリーを称賛し、尊敬した。シシリーによる改善を誰よりも早く認めたのは、ここの修道女たちだったのである」(du Boulay, S.(1984) Cicely Saunders The founder of the Modern Hospice Movement, Oxford University Press(Updated, with additional chapters by Marianne Rankin/ 2007)若林一美他(訳)1989/2016『シシリー・ソンダース』〈増補新装版〉日本看護協会出版会　116頁)。

＊2　His hands we commit each one.
これはもしかすると「隠れた網に落ちたわたしを引き出してください」"Into your hands commit my spirit"：詩編 31: 5(新共同訳(旧)861頁)と関連しているのか。

第4章　死にゆくことにおける苦痛

Saunders, C. (1963) Letter 21 September 'Distress in Dying'. British Medical Journal. Vol. 2, July-December, 746.

拝啓。あなたの投稿[*1]（本誌八月十七日号、四百頁）では、医師が患者に話す機会を提供することがいかに必須であるかが、重要な治療因子として強調されています。

精神的苦痛と身体的苦痛はしばしば共同します。もし身体症状がやわらげられれば、精神的苦痛もしばしば軽減されます。そうなれば、医師が患者と話すのもずっと容易になります。新しい症状であれ長く続いた症状であれ、それに対してなにかアドバイスができるということで、患者と一緒に過ごすことはずっと楽になります。患者の話を聴くこと自体が、多くの症状に対して治療効果を持っていますから、医師は、患者の最も必要としていること、つまり患者が望んだときに話す機会を提供することを求められます。不安と抑うつは薬物によって援助されますが、一番役に立つのは、本当の聴き手です。

患者（そして家族も）が人生のこの時期に（他のいかなる時期と同様に）何か達成できるよう援助するためにどのくらいのことができるかということは往々にして、理解されていません。聖ジョゼフ・ホスピスでは、制御困難な恐れや抑うつは見られず、むしろ受容や静けさという成長が見られます。私たちと同様の施設スタッフも同じことを言うと思います。

終末期医療の領域においても多くの達成がありますが、大病院の資源は必要ないものの在宅での生活は不可能だという患者のための施設は、いまだに不足しています。より多くの研究も必要ですし、これまでたいていないがしろにされてきたテーマについてのさらに多くの教育が求められています。最近設立された慈善事業によって計画されたホスピスが、医学的ケアのこの重要な部分におけるさらなる関心と技術を刺激できることが望まれています。私もその一人です。

シシリー・ソンダース

＊訳注

本稿は一九六一年に掲載された「ランセット」のレターに続いて、二本目のメジャーな専門誌への登場である。どちらもレターであるところが当時の緩和ケアの医学における位置づけを示唆している。

＊1 Distress in Dying. British Medical Journal. 1963: 2: 400-401（Published 17 Aug 1963.）ウェブサイト（http://www.bmj.com/content/bmj/2/5354/400.full.pdf）にて閲覧可。

第4章　死にゆくことにおける苦痛

無記名の記事であるが、冒頭、「私たちは、死にゆく患者の大多数がそれほど苦しんでいないとか、彼らが最も恐ろしい質問をしないからといって予後についてあれこれ考えてはいないというお気楽な仮定を再度吟味すべきだ」とする。その根拠とされているのが、ヒントン（J. M. Hinton）によって当時発表されたばかりの死にゆく人の身体的および精神的苦痛に関する研究（Hinton, J. M.（1963）Quart. J. Med., N. S. 32, 1.）である。ヒントンは、余命半年の患者一〇二名とその対照として同じ病棟の死が予期されていない患者一〇二名を対象に、週に一度のインタビューを行った。ヒントンによると死にゆく患者の約半数が初回面接でさえ死の可能性を語ったという。最後の月には七十五パーセントが死を語り、最後の週には二十パーセントが死を確信していた。投稿者はこう書く。「この事実を前にすると、ヒントンが示唆するように、患者が死について語られて抑うつ的になるリスクが残っているとはいえ、『医師は死について語るべきか？』という問いはその力の多くを失う」。つまり、現実は、問うか問わないかが問題として成立していないということだ。投稿者は、医師は死を予期している患者との関係性を再考する必要があるし、その身体的および精神的苦痛の質と程度にもっと注意を払うべきだし、それが死に向かってどのように増すのかも知らなければならないと強調している。

第5章 聖ジョゼフ・ホスピスにおける終末期疾患に苦しむ患者のケア

Saunders, C. (1964) Care of patients suffering from terminal illness at St. Joseph's Hospice, Hackney, London, Nursing Mirror, 14 February, vii-x.

この論考に数枚の写真を載せたのは、最後の病いのあいだの私的達成に関する何かが患者自身の顔に浮かんでいるところを読者に見てもらいたかったからである。彼女たちは全員、終末期がんの患者で、在宅ではケアしきれなくなり、私たちのところへ紹介されてきた。その七十パーセントに強い痛みがあり、コントロールするには麻薬が必要であった。その他の患者には嘔吐ないし呼吸困難があり、それがあまりにきつく、身体的苦痛が自宅で耐えきれなくなったか、もちろん中には、それをケアしてくれる家族のいない者もいた。患者の約六十パーセントは七十歳未満であり、彼らは全体として、より痛みが強く、最も抑うつ的で強い不安を抱える傾向にある。このような患者層は、私の臨床経験を、在宅で家族に囲まれて働く看護師の経験とは大変異なるものとしているが、それ

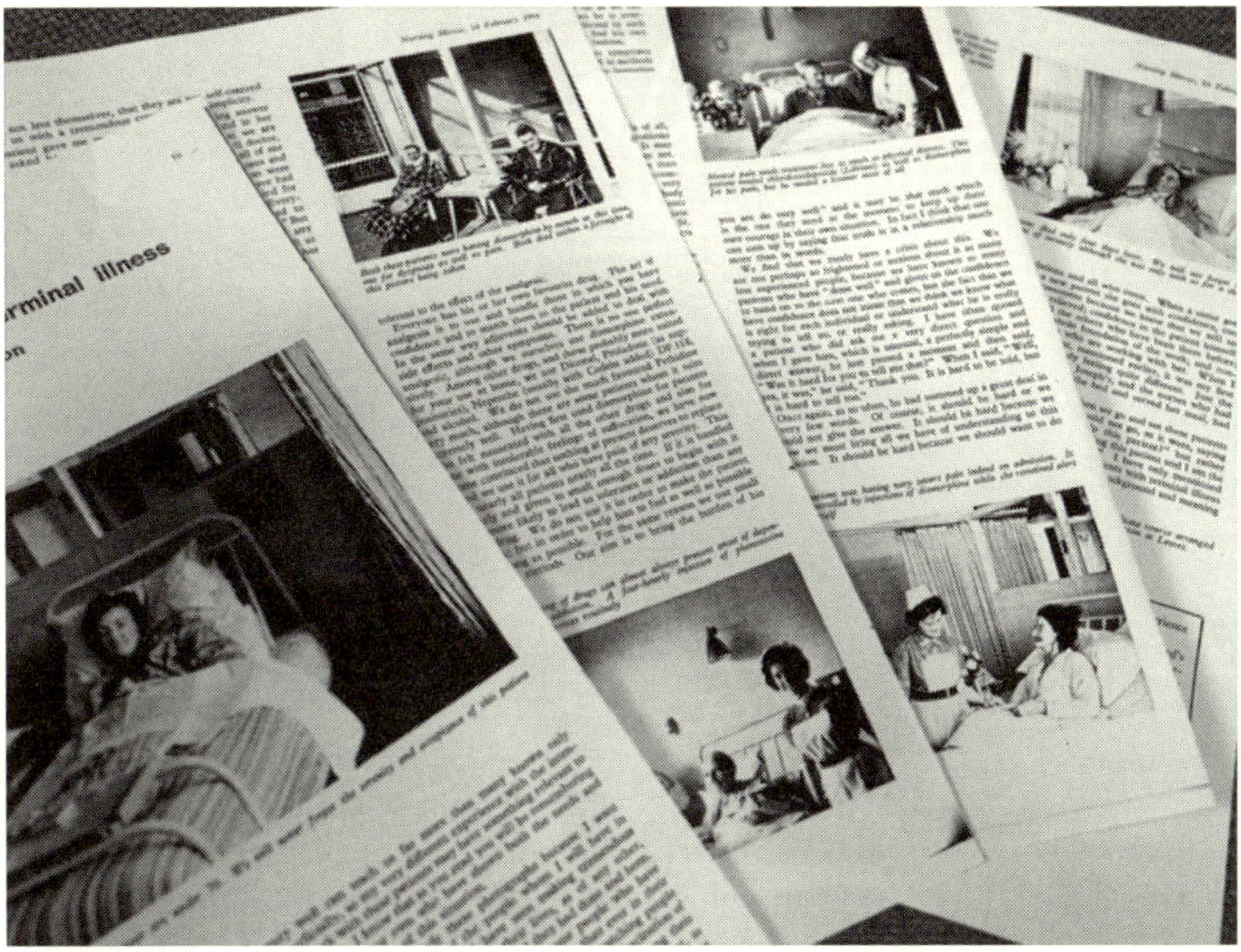

聖ジョゼフに入院中の患者の6枚の写真

は医学と看護学における個人的および私的側面なので、ここでは詳細にこだわらず、基本的原理を取り上げることにしたい。よって、本論の内容は、読者自身の実践状況でも十分活用できるはずである。ちょうど、よく知り尽くした一人の患者の方が、表面的に関わっているだけの多くの患者よりも私たちに多くを教えてくれるように、これらの患者との集中的ケアにおける私のとても異なる経験は、読者にとって適切なものとなるだろう。読者は本論を読みながら、このような状況における自分自身の患者のニードや達成を思い出すことだろう。

　読者にはこれらの写真をよく観察してほしい。私のあたまに残り続ける人々の何かを見てほしいからだ。彼女たちが、人生のこの時期において（それまでと何ら異ならないかのように）驚くような達成を成し、しばしば、自らが何をなしどんな人間であるかを要約し、それに満足するところを、私は見てきた。確かに、人生におけるいつの頃よりもおそらくより自分らしくあった彼女たちを目の当たりにした。人々が回復したり改善していくのを見ることに私たちが関心を抱くことは稀でしかないが、私たちは唯、人々と出会い、彼女たちが自身の個人的旅をどのように進めていくのかを見ることに終わりのない魅力を感じている。読者には同意してもらえることと確信しているが、普通の生活が維持できなくなると、人々はより自分らしくなる。つまり、自己中心的ではなく、驚くほどの寛大さと気どりのなさで私たちを迎える。

私がある患者に痛みについて訊ねたとき、だいたい以下のような答えをくれた。その答えの中で、彼女は、この状況において私たちがケアしようとする四つの主たるニードをあきらかにした。彼女はこう言ったのである。「先生、痛みは背中から始まったんですけど、今では私のどこもかしこもが悪いみたいなんです」。彼女はいくつかの症状について説明し、こう続けた。「夫と息子はよくできた人たちですが、仕事があるので、ここにいようと思えば、仕事を休まなければならず、そんなことをしていては貯金も底をついてしまいます。飲み薬や注射が必要だって叫べばよかったのですが、それはしてはいけないことだとはわかっていました。何もかもが私に敵対しているようで、誰からも理解されていない感じでした」。そして、次の言葉を口にする前に、少し沈黙した。「でも、もう一度穏やかに感じることができて、とても幸せです」。それ以上質問するまでもなく、彼女は自らの体のつらさと同様心のつらさについて、そして社会的問題ややすらぎを求めるスピリチュアルなニードについて語っていたのである。

痛みの軽減

痛みは、もちろん、患者が私たちのところへ送られてくる主たる問題の一つである。そして、痛みは、その強さと、他のすべての症状に付随することからも、患者の世界全体を占めるに至る。ここでは、新しい技法ないし治療方法について語るのではなく、薬剤投与における単純な基本的原理について記すに留めたい。

もちろん、第一に、患者および患者を実際に困らせているものの一般的評価が、とても重要である。これは、診断を下して特別な治療をすることが目的ではなく（そのようなことは既に終了しているのだから）、患者を実際に苦しめているものごとを軽減するためである。麻薬をまったく使用することなく患者の不快感がどのくらい軽減できるかとか、通常の看護方法によってどれくらいのことができるのかということを、看護師に語る必要はない。そして、学生相手には欠かせない、「シスターが好むことが役に立つ」といったルールがいかに大切かを強調する必要もない。私たちが、食欲不振や嘔吐への対処、呼吸困難における援助、そして口内炎や結膜炎の対応などについていくつかの方法を持っていることがいかに大切かということに、読者も同意されることと思う。これは患者の視点から大切なだけではなく、医師の視点からも重要なのである。なぜなら、もしもあなたが患者のところへ行くたびに、新しい症状であれずっと続いている症状であれそれに対してなにかをしてあげることができるなら、あなたは患者についてポジティヴな気持ちを抱くことができるからだ。そして、言葉ではなく思考に反応する患者は、それによって援助されるからである。そして、もちろん、困り事についての患者自身の話を聴くことは、それ自体が治療的である。

第二に、痛みの性質自体を考えることが肝心である。患者にはなかなかこれが表現できないので、彼らの言いたいことを解釈しなければならない。終末期がんの痛みはほとんどいつも持続痛なので、たとえ増悪期間があっても、背景には変わらない痛みがある。持続痛には持続的コントロールが必要である。つまり、薬剤は、痛みが絶えず寛解が維持できるよう、定期投与されなければならないのである。もし患者にルーチンの麻薬投与量があるなら、その患者はスタッフにも薬剤にもそれほど依存しているわけではない。もし痛みがあるたびにそれを軽減すべく何かを頼まなければならないとしたら、人はそのつど、自分が薬剤自体に依存していることを思い知らされることになる。しかし、もし痛みを感じる前に薬剤がルーチンに届けられるなら、このようなことは起こらない。これが大切なのは、患者の自立があらゆる方法でもって維持されなければならないからである。このシステムにおいて、私たちは耐性ないし嗜癖によるトラブルはほとんど経験しておらず、患者の必要量を正しく評価していれば、患者は意識を正常に保つことができる。投与量を増量しなければならないのは、麻薬に耐性ができるというより、患者の障害部位の拡大により痛みが増強している場合が多い。

誰にでも好みの薬剤がある。麻薬のアートとは、自信を持って麻薬を処方することと、それを患者のニードに合わせることである。同様に、鎮痛補助薬も副作用とその他の症状に対処するために追加されなければならない。私たちはヘロインを多用するが、完璧な麻薬というものはない。その他の薬剤としては、以下のものが在宅ではより使用しやすいであろう。Diconal、Proladon（座薬）、nepenthe（通常コデインを追加）、DF.118、そしてアルコール。ペチジンは人気があるが、私たちはあまり使用しない（著効を来す患者がいることも知っているが）。ヘロイン以外の薬剤は嘔吐があって使えなかった患者や、耐えられないほどの窒息感のある患者に最初にヘロインを使っていたとしたら、現時点では、それに代わるだけの価値のある薬剤はないと確信しているし、私たちは、いかなる強さの痛みであれ疼痛患者のすべてにヘロインを使っている。これは、ほとんどの患者にほとんどの場合、適切である。もし適切に処方され、少量から始められたなら、他の薬剤に比べ、耐性ないし嗜癖に至る傾向は高くない。私たちは、患者を多幸的にするためではなく、できるだけ長くできるだけ心地よく患者が過ごせるように、ヘロインを処方する。同じ理由により、少量のステロイドも使用する。私たちの目的は、自ら判断する限り、患者の病いの重荷を患者自身の能力の中に持ち込むことである。人は、薬剤によって痛みを緩和されたときよりも、痛みによって圧倒されているとき、至極自分らしくないものだ。それゆえ、患者は、その状況に対する自分自身の鍵を発見し、自分なりのやり方でそれを使える自由を獲得するよう援助されるのである。

ここでは、私たちの注意を引くその他の多くの症状やその緩和技術について詳細に議論する余裕はない。既述のように、読者がうまくやれる自分自身のお好みがあることだろう。

精神的苦痛

精神的苦痛は最も制御困難な痛みであろうが、もちろん身体的問題と深く結びついており、少なくともその一部は、体の痛みと同様、軽減される可能性がある。それは、患者が予後について知っているか否かにかかわらず、本人を苦しめる。いかなる進行性疾患においても、疲労は痛みよりもまずいものであり、抑うつや罪悪感はしばしば長く続いたか、ないし増しつつある依存に伴うものである。誰にとっても、自分をまいらせているのが自分自身の体であるという事実を受容するのは、とても難しく、患者が時に憤りを示す行動に出たり、自分のトラブルを治療のせいにする傾向があるのは、驚くにあたらない。気持ちとは聖ジョゼフ・ホスピスでは事実であり、実際、その状況において最も説得力のある事実でもある。

患者は確かに、トランキライザーや鎮静剤の手練の使用法を必要としており、患者の重荷をなんとかしのげる程度にするためにできることはたくさんある。もう一度繰り返すが、私たちの注意を細部に向ける必要があり、私たちの知っている薬剤を使用すると共に、それを個人個人に合わせて調整する能力が必要となる。しかしながら、その中で一番患者が必要とするものは、話を聴いてくれる人である。患者が自分の好きなように、自分に合った時間の流れの中で話ができる相手のことである。正しい聴き手の価値はいくら評価してもし過ぎるということはない。

もちろん、この問題は、状況、診断、そして予後に関する患者の気づきの問題と結びついている。しかしながら、ここでも、患者についてであれ、医師についてであれ、さらには身内についてであれ、一般的ルールはない。こうした人々はすべて状況因子なのであり、実際、看護師自身もその一つである。おそらく唯一の一般的ルールがあるとしたら、ここでもまた、話を聴くことになるだろう。そのような患者の例には事欠かないが、紙面にその余裕はない。確実なのは、私たちの患者の三十パーセントから四十パーセントは、今起きていることを理解しているばかりか私とそれについて話し合いたいと思っているということだ。そして、その大半は、私に話すのだが、そうしない人々もいる。そうした人々の多くは、起きていることは理解しているが私と話すのを選択しなかった人である。そして、もちろん先述の三十パーセントから四十パーセントに入らなかった人々の大半は、進行中の事柄がまったく理解できない人である。時に患者は入院したての頃に、質問をするものだが、それはたいてい、私たちをテストしているのである。彼らは、本当は答えなど欲しくないのだが、もし彼らが話をしだしたときに私たちが腰を落ち着けて話を聴いてくれるのかどうかを知りたがっているのである。もちろん、しばしば身内は大変恐れおののいているものだが、それはこの状況全体における問題についてである。家族には家族なりの問題解決法というものがあり、何が正しい方法なのかを前もって評価することはできない。しかしながら、私は、最優先されるべきは患者であり、患者の願いこそが最も考慮されなければならないのだと考えている。

思うに、本当の問題は、何かを患者に言うべきか、言わないでおくべきかという問題ではない。より大切なのは、患者はどこにいるのか、患者は何を理解していて何を考えているのか、そして患者は何を必要としているのかということをいかにして見つけるのかということなのである。いかなる状況であれ、真実は軽々しく扱われてはならないが、確かに患者の中には、真実というものにアレルギー反応を起こす者もいる。よって、あなたが一般的に正しいと考えるものであっても、その当の患者には正しくないことになるわけである。再度記しておきたいのは、真実はいくつもあるということだ。「私はベストを尽くしている」と言う人がいて、「私は、あなたと同じくらい体調の悪い患者さんがとてもよくやっているのを見ましたよ」と言う人がいる。彼らが自身の状況において自らの士気を上げるために今この瞬間において必要とするのは、そのどれか一つの真実なのである。事実、こう要約したらいい。真実は言葉の中よりも関係の中にある。

私たちは、このことについて危機を迎えることは滅多にない。私たちはおそらく、経験の浅い多くの人々のように、それについて驚かないし不安にも感じない。なぜなら、私たちは「うまくやった」患者をたくさん知っていて、彼らが私たちに、次に来る人々に対する自信を提供してくれるからである。しかし、私たちが自信を持っているという事実は、私たちが患者一人ひとりにとって何が正しいかを知っているとか、彼が本当に私たちに伝えたいことないし訊ねたいことを理解しているということではない。私はしばしば、私にとても直接的な質問をした一人の患者を引用する。彼は、私が（それは普通はないことだが）完全にシンプルで直接的な答えを返すと、こう言った。「あなたにとって、それを私に言うのはつらいことでしたか？」　私が「ええ、そうです。つらかったです」と言うと、彼はこう言った。「ありがとう、言われるのもつらいですが、言うのもつらいことでしょう」。

再度、しばしばあることとはいえ、彼は、とてもたくさんの内容をとても短い言葉の中に詰め込んだのである。もちろん、それはつらくなければならず、さもなければ、答えを返してはいけない。つらくなければならないのは、私たちが自らの理解のすべてをこの状況に持ち込まなければならないということを知っているからである。つらくなければならないのは、私たちがこの患者にとって正しいことをしたいと望むべきであり、私たちが彼に提供するものによって彼がよくなるよう配慮しなければならないと望むべきだからである。つらいのは、私たちが最後まで患者の役に立とうとして自ら（このような回答を与えることに）取り組んでいるからだとも思う。この患者がとてもよくやったことを最後に付け加えたい。

身内の視点

社会的問題についてはあまり多くを語らずにおく。私たちの患者の何割かは、私たちのところに来るとき、家族の一部ではあるものの、家族から離れている。身内というものは確かに、患者同様、あるいはそれ以上に、私たちに話を聴いてほしいと思っている。彼らはしばしば、患者が状況を知らされていないときにそれについて患者が知るのではないかという不安や、（それが現実的であるにしろないにしろ）罪悪感や（長年続いていたものであっても病いという事実によってさらにこじれたものであっても）情緒的葛藤にひどく苦しんでいる。確かに、患者は病院にいて家族から孤立する必要はない。患者周囲の人々に対する不安から、家族は、患者との現実的接触を断ち、（ほとんど真空地帯と言えるほどに）患者を孤立させるからである。よって、その両者の話を聴くあなたの仕事は、家族に驚くほどの安定性を与えるわけだが、そこであなたは巻き込まれることのないサポートを提供できる程度の距離を確保しておかなければならない。私はしばしば、外部からのサポートが患者の人生のこの時期においてさえも、患者とその身内に本当の接触をもたらすよういかに援助できるのかを見てきた。また、彼ら自身の葛藤からの出口が実務に専念することだと理解することが身内にとっていかに役立つか、そして必要とされる援助がいかにシンプルなものか、そして最後に、大切な人をケアする人を見ることによっていかに大きなやすらぎが与えられるかということも見てきた。

私の患者の一人がスピリチュアルな安心感が必要だと語った。ここでも私は、それが体の快適さと苦痛軽減に結びついていると思った。しかし、それについて語る機会がなかった以上、それが放置されていたと感じるべきでもないと思った。実際、私たちの場所はそのようなことをするにはほど遠いのであるが、身体のアプローチ以外の方法で援助をする者がしばしば体の苦痛軽減をもたらすことがある。

聖ジョゼフ・ホスピスは、いかなる宗派での患者であれ無宗教の患者であれ、もちろん歓迎する、ローマ・カトリック教会のホスピスである。私は、修道女や私が世話をする患者の多くと同じ宗派を信じる者ではない。私たちはこれに問題を感じたことはなく、私は、聖ジョゼフの宗教的基盤からくる安心感が患者やその身内、さらにはここへ来る人々すべてにとっていかに多くの意味を持っているかを知っている。シスターが新しい患者に会うとき、彼女は信頼を抱いている。それは、患者の多大な苦痛が軽減されると知っていることによる、治療についての信頼である。それは、患者自身に対する信頼であり、以前ここにいた人々すべての遺産である。それは、仕事に関する施設全体に対する信頼である。そして、シスターと一緒に働く人々に対する信頼である。先に述べたように、私が患者に会いに行ったとき、それは私の初回面接だったのだが、彼女は既にまったく異なる気分でいた。聖ジョゼフ全体の雰囲気、そして彼女をベッドでくつろがせ食事を持って行った看護師たちが、既に彼女に安心感を与えていたのである。

これはとても大切なことである。私たちが患者に会いに行くとき、以下のようなことを自らに言わないことが大切なことだと思っている。「この患者はどうやったら援助できるのだろう？」こんなことは言わずに、「この患者を援助しているのはこの聖ジョゼフであり、私はいまここにいる人間の一人に過ぎない」と言うべきだ。終末期疾患の患者のケアにおけるスピリチュアルな側面についてはわずかしか述べていないが、それは私たちがやろうとしていることすべての背景であり意味でなければならないと私は考えている。

終末期患者のケアはシシリー・ソンダースの長年にわたる関心の的である。今週の日曜、二月十六日に、彼女は聖クリストファー・ホスピスのためのアピールを放送予定である。これは、死にゆく人と慢性疾患患者のための全キリスト教会を代表する宗教的かつ医学的施設の活動に向けた最初の一歩となる。そこで実践される予定の仕事は、(本稿に書かれた)ハックニーの聖ジョゼフ・ホスピスでのものと同様であろう。しかし、聖クリストファーは、一つのコミュニティ(彼らにケアを提供するよう特別に計画されたもの)における患者のケアを提供する予定であり、この仕事における医学生や看護師のための教育、経験の場ともなるだろう。

エドワード王ロンドン病院基金からの研究援助によって、ロンドン南東部に適切な土地が購入されたが、病棟の第一期工事に着手するには、いまもさらなる資金が必要である。シシリー・ソンダースが財団を代表して出演するのは、「ウィークス・グッド・コーズ・アピール(Week's Good Cause Appeal)」(8:25 p.m., B.B.C. Home Service)であり、建設基金アピールが行われる。

注記

本稿は、East Sussex County Nursing Association at Lawes 主催の資格取得後コースでの講演からの抜粋である。

本稿には六枚の写真が掲載されているが、どれも聖ジョゼフに入院中の患者のものである。以下のコメントが各々に付されている（左から右へ、上から下へ）。

①　終末期がんで入院する患者の六十パーセントは七十歳未満である。私たちは、この患者の静けさと受容を決して忘れることはないだろう。

②　二人の患者はどちらもこの頃、ヘロインを内服していたが、それは痛みだけでなく呼吸困難のためでもあった。どちらも撮影後二週間以内に他界した。

③　薬剤の定期投与はほとんど必ず依存と嗜癖の発症を予防できる。フェナゾシン（Narphen）の四時間毎の注射がルーチンである。

④　精神的苦痛は、身体的苦痛同様、治療が必要である。この患者は、痛みにヘロインが必要なように、クロルジアゼポキシド（Librium）を必要としたが、一番必要なのは話を聴いてくれる人だった。

⑤　この患者は入院時とてもひどい痛みがあった。彼女は意識を低下させることなく自分らしいままに、痛みはヘロイン注射によってコントロールされた。

⑥　この患者はこの後四日で他界した。彼女は私たちとごくわずかしか一緒にいられなかったが、彼女の静けさの達成を私たちは忘れない。

第6章

治療困難な悪性疾患の症状治療◆[1]

Saunders, C. (1964) The symptomatic treatment of incurable malignant disease. Prescribers' Journal, 4 (4), October, 68-73.

終末期疾患の症状に関する注意深い評価に基づく治療によってどのくらいの症状軽減が可能なのか、あるいは積極的アプローチが患者、家族、そして実際には医師をどのくらい援助できるのかということは、必ずしも理解されてはいない。

疼痛

疼痛は、私たちの施設への入院患者の七十パーセント以上に認められる主訴であるが、患者がそれだけを理由に受診することや治療されることは稀である。それを描写しようと試みる患者は、「私のどこもかしこもが悪いみたいなんです」という言葉を使い、他の症状について語るだけでなく、自分たちの心のつらさや社会的ないしスピリチュアルな問題に関する描写もそこに含めるのである。この「トータルペイン」のほとんどは、鎮痛剤なしでも消すことができる。同時に、体の症状に対して注意を払うことにより多くの不安や抑うつを軽減することができる。

患者が痛みを誇張することはない。特に、ケアに対する信頼が得られたあとでは。しかし、彼らが言おうとしていることを聞き取ることは学ばなければならない。病いのこの段階においては、痛みの（たとえば動作時に）増強があるとしても、痛みはほとんどいつも持続している。そのような痛みは、持続的なコントロールを必要とするため、薬剤は定期投与されなければならない。また、痛み自体が鎮痛薬に対する最大の拮抗作用を持つゆえ、痛みは絶えず軽減されていなければならない。もし治療が患者の痛みを先取りするなら、患者が痛みを予期し、その恐怖や緊張によって絶えず痛みを増強させることはなくなるだろう。その際、患者に耐性ができたり嗜癖になる危険性は最も低下しており、自立と尊厳を維持することになる。「ＰＲＮ」[*1]の文字は、いかなるルーチンが選択されるのであれ、決して追記されてはならない。一方、患者もスタッフも「適切な（proper）」タイミングを待ってはならない。薬剤の増量が必要になっても、もしも患者が信頼している好みの錠剤を（より強い定期薬のあいだでも）必要な時に飲めるよう用意しておけば、それが長い治療経過を通していかに有効かに、とても驚かされるものだ。

患者が最初から疼痛の軽減を期待することが、大切である。私たちのところに来る患者で中等度の痛みしかないという人はほとんどいないが、そのような段階でも私たちはたいてい通常量から開始する。溶解可能のアスピリンないしコデイン合剤錠 B. P. を代替物として使用するが、しばしば三ケイ酸マグネシウム混合液 B.P.C. を処方する。

今では、中等度の痛みをコントロールする薬剤はたくさんある。私たちの経験では、ジヒドロコデイン重酒石酸30～60ミリグラム（D.F. 118）は有効であり、ジピパノン塩酸塩10～20ミリグラム（Pipadone）とフェナゾシン臭化水素酸塩4ミリグラム（Narphen）の筋肉注射も大方有効である。

しかし、重度の痛みに対しては、オピオイドに勝るものはない。私たちは、ほとんどの病院ないし一般診療で通常開始されるよりもずっと早い時期から少量のオピオイドを使うようにしている。オピオイド以上に、精神的および身体的苦痛を十分に軽減し、重度慢性疼痛を無意味に忍耐しつつ孤立感を味わっている患者を援助するものはない。必要ならば、有効量のオピオイドを最後まで何ヶ月間も、しばしばその量を増減することなく使い続けることもできる。私たちは嗜癖を薬剤に対する情緒的依存だと考えているが、それは、痛みが増強したという証拠もないのにオピオイドの量が増え、注射頻度も増加する持続的要求によって特徴づけられる。私たちの経験では、一千百人の患者のうち二パーセントだけが、嗜癖となった。その中には、入院時に既に嗜癖になっていた者も含まれている。もしも朝夕のオピオイドにアミフェナゾール（Daptazole）経口１００ミリグラムないし注射なら30ミリグラムが追加されるなら、二、三日でそれに反応することも、私たちはわかっている。たいてい、フェノチアジン系薬剤も追加される。患者は確かに、オピオイドやその他の強い鎮静剤に身体的依存となる傾向があるので、もしも痛みが弱まれば、それらの処方量はゆっくり減らされなければならない。もしも心理的依存を許容するなら、患者やその身内にさらなる惨めさを付け加えることとなり、すべての人々に対して反奉仕（ひどい仕打ち〔disservice/dis-service〕奉仕の反対というダブルミーニング）をしていることになる。

私たちは、ヘロイン（diacetylmorphine）をかなり広範に使用している。なぜなら、私たちの経験では、他のオピオイドやいくつかの合成薬剤も同様の効果は有するものの、ヘロインだけがほとんど副作用なしで、主作用を実現し、患者の意識をクリアなまま穏やかにすることができるからである。私たちが確信しているのは、現時点でこれに代わる薬剤はないということと、終末来疾患の患者にそれが必須ではないと言う人々は、痛みの軽減によって提供されるものをまだご覧になったことがないということである。

ヘロイン以外となると、モルヒネとそれと同等量のその他のオピオイドとのあいだで選択に悩むことはほとんどない。しかし、初回量としては、モルヒネ五ミリグラムから八ミリグラムという平均容量以下を示唆する。フェノチアジン系薬剤の少量併用も可能である。オピオイドは、痛み、急性の苦痛、そして不快感に用いられるべきであって、鎮静のみを目的とすべきではない。

すべての薬剤は、可能な限り経口で投与されるべきである。ペチジンは経口には不向きではあるが。私たちは、ブロンプトン・カクテル（Brompton mixture：これはもともと、終末期の結核患者のためにロンドンのブロンプトン病院で導入された）の類似品を使っているが、そこに含まれているのは、初回量としてヘロイン2・5ミリグラムから5ミリグラム、コカイン10ミリグラム、そしてジン4ミリリットル（スプーン一杯）である。悪心や嘔吐を来す病変のある患者に対しては、これに、マレイン酸プロクロルペラジン（Stemetil）、5ミリグラムから10ミリグラムのシロップを追加している。もしも追加の鎮静が必要ならば、プロクロルペラジンの代わりに、クロールプロマジン2・5ミリグラムから50ミリグラムのシロップを使っている。ヘロインの有効最大経口量は30ミリグラムだが、私たちはたまに10ミリグラム以上の追加を経口ないしその他のルートで行うこともある。最近の四百人の患者において三百二十五人がヘロインを使用している。その中で10ミリグラムという最大量を要した者はわずか五十五パーセントであり、もしも痛みが持続していれば、増量を回避したことは一度もない。

極めて重篤な痛みや、嘔吐を伴う痛みに対しては、経口量の約半分の鎮痛薬の注射から始めることにしている。鎮痛薬のみを投与することは稀であるが、より深い鎮痛が必要なときは、塩酸シクリジン2・5ミリグラムから30ミリグラム、塩酸プロマジン（Sparine）50ミリグラムないしメトトリメプラジン（Veractil）12・5ミリグラムから2・5ミリグラムを追加している。

私たちが使用していない薬剤はここに記載していないが、だからと言って、それらを使用すべきでないという意味ではない。たとえば、在宅患者にとっては、オキシコドン（Proladone）のような座薬の使用に馴れることや、注射間隔時間の不可避な延長を補うための経口薬を見つけておくことは、とても大切である。誰もが、自分自身の状況に適した数種類の薬剤使用経験を通して自信を得ておかなければならない。このタイプの痛みに効く鎮痛薬を処方するアートは、各個人の至適血中濃度を絶えず一定に保つように薬剤を管理することである。鎮痛薬の投与量は多くの症例において少なく維持できるものだが、それは、定期投与が継続されていて、作用と副作用が十分理解されている鎮痛補助剤による補充が行われている場合や、患者に関わる人々が患者に自信と安心感を提供する場合に限られる。

食欲不振、悪心、そして嘔吐

入院時は、およそ三分の一の患者が悪心と嘔吐に苦しんでおり、食欲不振はさらに多い。このような数字自体が、なぜ私たちがヘロインを使うかを表現している。

食欲不振がしばしば入院後消失するのは、食事内容の変化と、もちろん、痛みの軽減による。もしそれが持続するなら、私たちは制吐剤、アルコール、そして少量のステロイド（プレドニゾロン5ミリグラムを一日三錠）を処方する。時に患者は、ハイカロリー食に反応し、栄誉状態が改善すると、食欲も出てくる。

もし嘔吐が持続するなら、私たちは内服薬を中止し、鎮痛薬を注射に変更する。私たちは座薬は滅多に使わないが、患者の中には入院前に座薬が有効であった者もいる。

呼吸困難

抑うつが嘔吐に伴うように、不安は呼吸困難に伴うものであり、両者は痛みよりも軽減が困難である。アミロバルビトン30ミリグラムないし塩酸クロルジアゼポキシド5～10ミリグラム（Librium）のような薬剤を日に二、三回使用する鎮静は、たいていの息切れに対する治療には併用すべきである。膿状の痰、あるいはしつこい咳には抗生物質が推奨される。この段階において延命を促すものではないが、あきらかに残り時間を過ごしやすくするだろう。クロラムフェニコールの使用が正当化されるのは最も有効だからである。特に、長期にわたる細気管支炎を患って来た患者にとっては有効である。

患者は咳止めシロップを好むが、この状況では、その他に理由がなくとも、それだけで提供すべきである。リンクタス剤も、少量のお湯で薄められるなら特に、歓迎されるべきものであり、リンクタス・ジアモルフィンに置換できるものはない。

エフェドリンとコリンテオフィリネート（Choledyl）は、気管支攣縮の臨床的証拠がない場合でさえ、役に立つ。アミノフィリン座薬は、適切な説明が最初になされるなら、しばしば有効で人気がある。ステロイドが有効な場合もある。

呼吸困難を軽減できないとき、私たちは、その圧迫感をなんとかしようとしなければならない。

気管支攣縮がある場合でさえ、オピオイド以上に、窒息死の耐え難い予感を軽減できるものはない。これだけは患者に苦しませてはならないものだ。オピオイドは少量から開始し、鎮静を併用されることになるだろう。

不安、抑うつ、そして混乱

痛みの軽減と、患者に必要な依存と特異性を受け入れるスタッフないし家族によってもたらされる安心感があれば、薬物がなくても、精神的苦痛の多くは解消されるものだ。多くの患者には何よりも話を聴いてくれる人が必要なのであり、聞き手が示唆すべきいつも役立つ何かがあれば、患者が洞察すべき問題も自ずと静かに解消されていく。

不安と抑うつはたいてい複雑に絡み合っている。もしも不安が目立つのであれば、アミロバルビトン30ミリグラムないしクロルジアゼポキシド5ミリグラムから10ミリグラムで十分だろう。もしもそれで十分でなければ、私たちはしばしばフェノチアジンに切り換える。アルコールは、すべての人々、特に男性において最も有効であろう。

これらの患者のうつ病は、まれにしか坑うつ薬に反応しない。アンフェタミンを試すのは時に価値があるが、そこでも、アルコールは期待される。少量のステロイドも有効であろう。

患者の混乱は、時に避け難いが、しばしば予防できるし、患者はそれを予期することで、やすらぎを得たり心を静めることができる。圧倒的な不安、過剰な否認、ないしパラノイアといった初期徴候が出現したら、フェノチアジンが投与される。極端な焦燥感に対し、クロールプロマジンのシロップほど有効なものはない。危機に対しては、注射も必要となり、中にはオピオイド入りのヒヨスチン（hyoscine）を投与することもあるが、それは稀である。

不眠

不眠は、痛みがコントロールされれば、問題にはならない。眠気は生じやすい副作用だが、薬剤が痛みに合っていれば、稀にしか出現しない。オピオイドの夜間量を不必要に増やすよりは、眠剤を追加すべきである。

多くの高齢者にとって、アルコールは、病いがいかなる状態であれ、夜間に選択するのにベストである。グルテチミド（Doriden）ないし抱水クロラール（Somnos）が、バルビツレートより好ましいのは、後者は夜間にイライラを起こしたり、翌朝の眠気や抑うつを引き起こすことがあるからである。クロールプロマジン25ミリグラムから50ミリグラムのシロップは、イライラしやすい患者に処方しやすい。私たちの経験では、それ以上に必要となることは稀である。ほとんどの患者における夜間の障害は、適切な時間における安定剤によって予防され得る。私たちの患者の六十パーセントは七十歳以下だが、彼らにとっても、本人が既に好みの薬剤を持っていない限り、抱水クロラールがよい。

私たちの患者のほとんどは、眠前処方を飲まずに、そのまま朝まで眠る。睡眠は痛みの閾値を上げるが、痛みでいつも中途覚醒する人というのは、不眠時薬を使うか、夜間にレスキューを使うパターンが既に確立されているのである。

◆原注

本稿は、悪性疾患の患者の終末期ケアにおける重要な症状の治療において私たちが採用している方法を要約したものだが、スペースの加減で、すべての可能な症状治療について十分な説明はできなかった。

◆1　治癒させることの困難な悪性疾患の患者の治療は、特別な問題ではあるが、すべての臨床家が時に触れ直面するものである。ハックニーの聖ジョゼフ・ホスピスの名声を聞き、運営委員会は、シシリー・ソンダース博士を招聘し、そのような患者のケアにおける彼女の実践に関して短い私的説明を書いてもらうことにした。

＊訳注

本論は、冒頭に文献上初めて「トータルペイン」という表記がある故、歴史的文献である。今後、トータルペインという用語を使用する際は、本論を参考文献として提示する臨床家が増える事を祈る。それが、その人の理解の度合いを担保するのであれば、訳者冥利に尽きるというものだ。尚、本稿の三分の二ほどは、'Saunders, C. (1965) 'The Last Stage of Life'. American Journal of Nursing. 65 (3), 70-75 にコピーアンドペーストされている。

＊1　ラテン語 pro re nata の略語で、屯用の意味。

第7章 患者に言うこと

Saunders, C. (1965) Telling patients. District Nursing, September: 149-154.

「病院が何も言わず、医者も何も言わなかったので、私にはわかりました」

いかなる患者も、治療に協力して、見知らぬ恐怖の重荷から解放されたいなら、病いについて理解可能で説得力のある説明が必要である。このことは、病院において診断が伝えられるときであれ、よくない予後が伝えられるときであれ、真実である。

患者が質問をしないという事実は、患者に疑問がないということではない。一度の訪室とか一度だけの会話で十分ということは滅多にない。私たちが何を言うべきか知るために、待つことと聴くこと以外に必要なものはない。患者が絶えず難題を抱え込む病いという旅にあって何に直面しているのか、そしてそれについての考えを学ぼうとするとき、言葉よりも、沈黙と会話の途切れの方が、しばしばより多くの意味がある。患者が必要とする援助は、それぞれの段階で大いに異なっている。本当の疑問はおそらく、「あなたは患者に何を言わせたいのか?」というシンプルな問いに最もよく表現されている。

選ぶべきは、単なる沈黙でも、完全に否定することでも、厳しい決定的な真実を伝えることでもない。真実を伝える方法がたくさんあるように、たくさんの異なる真実がある。私たちは、個人が必要とするものをタイミングを逃さずできる限り親切に提供するよう努力すべきであるし、学ぶべきであるが、もちろん、それを受け入れるか否かは相手の希望次第とされなければならない。患者は、自分には処理できないし処理する気もない情報を提供されて心配のあまりそれを却下することもある。あるいは、希望のない予後は既に受け入れたものの、不正確でしばしば恐ろしい理解を打ち消すべく再確認を必要とする患者もいる。コミュニケーションのかなりの部分が、言葉なしで、あるいは間接的に行われる。これは、人々とのすべての現実的出会いについて真実であるが、困難で命を脅かされるほどの状況に（それを知っていようがいまいが）直面している人々との出会いにおいては、特にあてはまる。とても重い病いにある人々の場合でもそうである。

不快な事実を慎重に繰り返し否定する方針に反対する主たる理由は、そのようなコミュニケーションが不可能ではないにしろ、極めて困難だということにある。患者と率直に話す方向性がいったん定まれば、それがいつも必ず話し合われるというわけではないが、全体の雰囲気は変わるものである。そうなれば、私たちは、患者に知性と勇気と自己決定を期待できると見なすことができ、患者からの手がかりを静かに待つ自由を得る。患者は十分な安全を感じると、好みのタイミングで手がかりを提供する。そのような過程を以下のストーリーで描写してみよう。

D夫人は四十二歳で、終末期の卵巣がんで入院した。半年前の開腹術において初めて診断されたとき、既に腹膜播種の状態であった。夫はとても献身的であり、十二歳と九歳になる二人の子どもがいた。彼女は診断も予後も伝えられておらず、夫は妻が実際にどのくらい知っているのかわからないと言った。

彼女は人好きのするタイプで、病棟の誰とでもすぐに仲良くなったが、彼女が自身についてないし病いについていてどう考えているのかは相手に確信させない、礼儀正しい距離感があった。彼女は自分の意図を人に明かさず、私も入院十日後に「彼女は少しずつ理解しているように思う」とメモしていたものの、それは彼女の言葉からではなく彼女の態度から得た評価であった。増していく痛みや嘔吐のコントロールを維持するには、頻繁に診察をしたり議論することが必要であったため、私たちは、病棟スタッフ同様、お互いをよく知るようになり、彼女と楽しく時間を過ごすことになった。

それでも、彼女がプライバシーを確保するために私にカーテンを引かせ、突然これまでにない声音で以下のように言ったのは、二ヶ月が経った頃だった。

「先生、これはいったいどこで始まったのですか？」

「卵巣ですよ」

「それは悪いわけですね？」

「時には」

彼女はしばしば沈黙し、言った。

「悲しいことに母も、姉も同じ病気で二年前に亡くなりました」

再度、間を置き、彼女は続けた。

「先生、私が本当にお訊ねしたいのは……こんなにやせ衰えてしまったのに、子どもたちにまだ面会に来させるのは、よくないことではないのでしょうか？」

「あなたが微笑んでお話しになるとき、それがあなたのお子さんのご覧になっているものだと思いますよ。そして、あなたのお加減が悪いとき……そのときは、ご主人がお子さんをお連れにならないでしょう」

彼女はこれに納得し、話を続けた。遂にそうする準備が整ったのはあきらかだった。しだいにわかってきたのは、彼女が手術後ベッドサイドで医者の立ち話を耳にしたことである。そこで診断と予後を知ったのである。彼女はこう続けた。

「どこかでそれを夫に話すこともできたのですが、私がずっとそれを胸に納めてきたことを彼が知ってつらい思いをするのではないかと、とても怖かったのです」

「愛に言葉は要らないのです。あなたがご主人と既にそれを共有されているのはおわかりでしょうし、いつか気がついたらそれを話していたということになるかと思いますよ」

実際、それは翌日に起こり、D氏はその後シスターを訪れ、泣いたのだったが、遂に言葉によってそれが共有されたことで、彼は心底、気持ちが楽になったのだった。

D夫人は、この後九日間生きた。彼女は私に、ここ数ヶ月は「まあまあ」過ごしてこれたし、毎日神に助けを願ったのでその日その日をやってこれたのだと語った。家族にゆっくり別れを告げるのは、自分にはとてもできそうになかったことだが、なんとか可能であったし、そのうえ静かに実現した。彼女のシンプルに表現された信仰は、本人にとって大きな意味を持っていたが、ここでは自身に必要とするものをうまく見つけることもできたかのようだった。また、彼女は長老派教会の牧師とこの段階で再度会うことは望まなかった。彼女は、いつもながらの外向けの穏やかさを保っていたが、それは、特別な深さと現実に関する内面的静けさを表現していた。

彼女の死の一週間前に撮った写真がある。そこには彼女の静けさがあると同時に、彼女の状態も示している。彼女は、体の苦痛をコントロールするためにかなり大量のヘロインとプロマジンを必要としていたにもかかわらず、高い集中力でもって読書ができたのである。この写真は講義での使用を許可されているし、彼女の話が役立つ人であれば誰にでも語ることを許されている。彼女は、準備が整った成就の環境の中、とてもやすらかに亡くなった。私たちは一人ひとり彼女の死を悼んだが、主たる気持ちは、大いなる賞賛と言えるだろう。彼女は、家族が自分同様、彼女の死をできるだけの希望とやすらかさでもって受け入れられるよう、できることはすべてしたのである。病い全般を通じた彼女のマナーと、最期に夫と死を共有したことは、彼らに力強さを与えたに違いない。

彼女はふと耳にした

D夫人は、医者の議論をふと耳にしたことで診断を知ることになった。もし私たちがいかなる患者もそのような知識に耐えられないと考えるなら、そのようにして診断を知る人々について私たちはどのように感ずべきなのだろう？　しかも、それが、患者が公式に、治癒ないし緩和という希望について、苦痛のリスクが低いことについて、あるいは苦痛時の援助の可能性について聞いたことがなくて「知らない」が故に、そのような知識に耐えられないのだとしたら。多くの人々が、あからさまな否認、ないし隠れた絶望、ないしその両方に逃げ込むのは、不思議ではない。本稿の冒頭に引用した患者は、その知識およびその知識の獲得方法において極めて稀なわけではない。沈黙は言葉と同様、いやそれ以上に私たちに語るものである。患者が直面している孤独もまたあまりにありふれたものである。

重い病いを抱えた患者は病棟において絶望的な孤独を感じているが、孤独感は自宅であっても患者には同様にきついものである。家族は、最初の知らせを聞いて駆けつけるものの、その後は患者を避けるかのようになり、表面的な話や、あきらかにむなしい慰めを繰り返すことしかできないようである。時に、家族の善意の励ましによって、患者は（わが身に突きつけられる）増しゆく弱さをさらなる重荷にしかねない。家族の不安は患者のまわりにすっぽりと空白地帯を生むことになる。ゴアラー（Gorer, 1965）は、がんで亡くなった十九名の患者についての研究において、彼らが例外なく無関心の中にあったとしている。彼は、遺族の中に多くの後悔とつらさを見出し、ごまかしによってよい結婚が「不親切と裏切り」に変わり果てると考えた。一方、ヒントン（Hinton, 1963）は、一般病棟にいる百二名の死にゆく人々の大多数が「言われること」なくとも、死が近いことを知っていることを見出した。これらの二つの事実は、合わせて考えると、とても憂慮すべき事態である。なぜなら、患者が言われないことによって「保護」されている真実が、患者が孤独に生きることをしいる真実となるからである。

私はなんらかの普遍的方針が提示されなければならないと示唆するわけではない。患者に「言うこと」をルーチン化することなどとんでもないが、再考の余地はあるのではないかと思うのである。看護師は時に、患者の医師への態度についての情報を提供することができるだろう。医師は看護師ほど患者のことをよくは知らないのだから。家族も看護師も、直接的な言葉などまったく使うことなく、この孤独を慰める長い道のりを歩むことができる。

聴く

大方の患者は、私たちが自らの考えを語るよりももっと、私たちが患者の考えを知っていることを切望しているものだ。患者は往々にして、自ら重荷を下ろすのを援助してもらうのに励ましは要らないが、私たちが関心や心配を表現するためには、いつも何かがなされなければならない。実践的であることを貫くには、耐え難い悲嘆を軽減する方法と、それについての気づきを伝え合う方法の両方が必要である。症状についての語りは、実際、より難しい問いを回避する方法となるが、より深いレベルでの再保証をもたらす方法ともなり得る。症状について語る手段によって、患者は、安心感を得られるよう援助され得る。それでこそ患者は、この先何が起ころうとも、未来に対峙することが可能になる。

D夫人は、病いの身体的苦痛を軽減するために二ヶ月ほど集中することによってもたらされた雰囲気の中で、自分自身の考えをまとめ、答えが必要な問いを声にすることができた。その人やその人の症状についての関心は、あからさまな同情でも甘やかし（どちらの側をもとても衰弱させる態度）でもなく、私たちが安心感を得ようとすれば誰もが必要とする温かく受容された感覚を相手に提供することができる。

そのような設定において、人々は、用意ができたときには自由に話していいのだと知ることのできる場所にたどり着く。用意ができたときには、人々は、病いについての二つの極めて矛盾する見方を抱き、毎日それを取り替えることができる。しばしば人々は、病いの過程自体が当人に実態をあきらかにする（それはしばしば、体重減少である）ようになってからも、まだ待つものである。人々は、D夫人のように、家族についての具体的な質問になったとき、ようやく話すことになる。その他の問いは、以下のようなものである。「死ぬには長くかかるのでしょうか？」「痛みがありますか？」「眠っているあいだに死ねるでしょうか？」「死は最後にはどうなるのでしょう？」。それらが声に出されたときでさえ、このような質問から恐怖が溢れ出るかもしれない。しかし、私たちは、質問一つひとつに安心を与えたり、質問する前でも間接的に答えたりすることができる。もしも私たちがそこにいて彼らの話を聞かなかったならば、どれほどの苦しみが軽減されずじまいになるのだろう。

私たちは、D夫人のような人たちとの経験から、死についての事実と折り合うことを自ら学ぶ。もし失敗すれば、私たちは、患者および家族に（しばしば、その両者のより脅えている方に）本質的な安心感を手渡すことはできないだろう。人々はまず、人生のこの部分に見合うだけの記念碑的達成を思い描くことができない。なぜなら、末期がんの患者に死が最終的にもたらされることが、（病い自体はまったく異なるものであったとしても）きわめて静かでやすらぎに満ちたものであることを知らないからである。人々は、死の接近においてしばしば、とても病んだ人やとても年老いた人によって目撃される穏やかさを知らないからである。私たちは、そうしたことについての自分自身の確認によって人々に理解をもたらすことができる。私たちは、自分たちの患者自身からの「よろずのたぐいやがて全きを得む[*1]（All manner of things shall be well）」という自信と保証を学ぶのである。

患者は、経験を処理する機会を必要としているが、それは、その経験を重要なものとするか、少なくとも当人に耐えられるようにする仕方であるべきで、それをどのように行うかを決定するのは患者自身である。私たちは自らの信念を彼らに無理強いすることはできない。しかし、意味があると信じるならば、私たちの言葉にならない堅実さは彼らが自身で道を見つけるのを援助するだろう。これは、ドグマティックな言明や一般的ルールが適用される状況ではない。生と死に対する信頼と信仰は、異なる二つの態度ではなく、同じ態度の異なる側面である。それゆえ、死の切迫について意識的な知識を持たない人も、死の準備が整っていると言えるだろう。体にはそれ自体の智恵がある。そして、言葉では決して表現されない積極的な受容に至る人生を求めて戦う強い衝動を助ける。ここで、そしてその他の多くの事柄において、私たちは死にゆく人を急がせるべきではなく、彼らに私たちを教育させせなければならないのである。

＊訳注

正直に言うと、私は八本の論考の中でこれが一番好きだ。凡百のコミュニケーション・スキル・トレーニングよりも、これを精読したい。

「本当の疑問はおそらく、『あなたは患者に何を言わせたいのか？』というシンプルな問いに最もよく表現されている」——毎日かみしめるべき言葉だ。

＊1　T・S・エリオットの『四重奏曲』「リトル・ギディング」第Ⅲ節166-168行に引用された、中世イギリスの神秘家ジュリアン（Juliana of Norwich 1343-1443）の言葉からの引用。

Sin is Behovely, but
All shall be well, and
All manner of things shall be well.

彼女は一三七三年に、祈りの結果十六の啓示を得た。それはキリストの受難をはじめ、彼女が答えを見出せなかった数々の信仰上の疑問に対する真理の啓示であった。彼女は十五年後にこれを書物にした。テクストの引用箇所は、無限の善なる神がどうして人間の罪を阻止しなかったのかというジュリアンの疑問について、キリストが十字架上から語った言葉である。

▼文献▲

Gorer, G.（1965）Death, Grief and Mourning in contemporary Britain. London: Cresset Press.
Hinton, J. M.（1963）The Physical and Mental Distress of the Dying. Quart. J. Med., 32, 1.

第8章　最後のフロンティア

Saunders, C. (1966) 'The Last Frontier.' Frontier, Autumn, 183-186.

死は、キリスト教のフロンティアにおける主要な関心事であるが、そのことは、しばしば忘れられがちである。そこは、体と心、およびスピリチュアルなものが出会う未開拓分野である。だから、ある患者は自分の痛みを表現しようとして、単にこう言った。「それは背中から始まったのですが、今では私のすべてが悪いようです」。この種の「トータル」ペインには、身体的、精神的、社会的、そしてスピリチュアルな要素がある。患者はその言葉において、そして私たち医療従事者はそのアプローチと治療において、どちらも、これらを別々に取り扱うことはできないのである。

痛みは避けられないものではないし、死にゆく過程においてよくあるものでもないが、それが生じた際には、込み入った手強い問題ともなるので、私たちの技術や理解が必要となる。多くの人々は、ひどい痛みであっても、標準処方によって、患者が眠気を感じず自分なりの生活を送れる形で緩和が可能であることを知らない。

本稿の後半で逐語録が紹介されるのは、ルイという患者と私とのオーディオ録音であるが、彼女は、録音時も、そしてその何年も前から麻薬を内服していた。彼女は、重篤な疾患のために生涯にわたってベッド上安静であり、絶えず慢性疼痛に悩まされていたばかりか、急性増悪の脅威にもさらされていた。今や、晩年新たに加わった病気による苦痛も、薬物でコントロールされていた。彼女が痛みや身体的苦痛を口にすることはなかった。彼女に痛みがなかったというのは、真実ではない。彼女は痛みについて自問自答し続けたが、薬物の増量を受け入れるか退けて我慢するかを決めるのは、時に困難であった。しかし、いつでも彼女は状況をコントロールし、そのやすらぎは最期まで続いた。そのときの彼女は、以前から望んでいたように、意識もしっかりしていて平和な中にいた。彼女のオーディオ録音記録は、患者が、薬物で痛みをコントロールしながらも、まわりのすべての人に対してスピリチュアルな強い気づきを与えているよい例である。

死にゆく人を見てきた人なら誰もが、何度も何度も、彼女たちが死を受容し、皆で集まっている様子を見ているものだが、それこそ、よい死の本体である。私たちは彼女たちに憐れみを抱いたり、ごきげんとりをしているわけではない。誰ひとりとしてルイをそのように見ることはできなかった。むしろ私たちは彼女たちに敬意、ユーモア、そして勇気への期待を抱いている。それは、これから提示する逐語録によってあきらかになるだろう。ルイはこの後、十日で他界した。

ソンダース（以下、S）　さて、ここであなたにお願いしたいのはね、ルイ、私たちの新しいホスピス、聖クリストファー[*1]にメッセージを残してほしいのです。それはあなたにしかできないことで、ここで働く人たちにあなたの声を知ってほしいし、あなたの考えも知っておいてもらいたいのです。

ルイ（以下、L）　ええ。そうですか、でも……

S　急がなくてもいいのよ。そうね、では、こう考えてみましょう。これから聖クリストファーでナーシング・シスターになる人を私が連れてきたとして、彼女に、患者について一番学んでほしいことを伝えるとしたら、何を上げますか？

L　シスターに？

S　ええ。

L　……知っておいてもらうと……とてもありがたいのは……患者は皆、シスターたちの手の中にあるということ……そして、シスター以上に信頼できる人はいないということ。シスターほどその生涯において多くの病人を見てきた人はいないし、シスターほど、患者の日々の生活にとって、そしてその未来において一番大切なことをよく知っている人はいないということです。それに……平和と理解を兼ね備えていて、友達に話すように……頼りにできる……キリスト教徒になろうとする人として、そう、シスターがそうであるように……その……いつも努力している人として。

S　人々は多少の努力を続けていた方が役に立つと思いますか？

L　ええ、そう思います。とても大切なことです。患者というのは、確かなものをずっと持っていない限り、試練、病気、苦悩で、他の人々に頼らざるを得ません。自力で何もできないのです。わずかな励ましもほしい、それは、本物のキリスト教徒になろうと一生懸命努力し、神に仕えようとする、心から神に仕えるからです。患者が耐えている試練は、苦悩する価値の十分あるものです。患者が丘を越えるのを助けるのです。

S　苦悩に関して患者が理解できるよう援助する最上の方法はどんなものだと思いますか？　つまり、話すことによってか、何も言わずにただ、信じることによってか？

L　患者にやさしくアプローチすることによってでしょうね。もしもやさしく近づいてこられたら、患者はその機会をありがたく思うもので、ただ、受け入れるでしょう。でも、患者は必ずしも苦悩を知ってほしいわけではありません。

S　では、そこでシスターにはもう一押ししてほしいのでしょうか？　それとも、むしろ、患者がそのような援助を依頼するまで待つべきだと考えますか？

L　いいえ。患者は絶対に、依頼することはないでしょう。決して、そうはしないものです。そうしたくはないのです。しかし、もしもあなたが患者をやさしく導くなら、患者はその機会をありがたく思い、受け入れることでしょう。必ず。

S　これまでにあなたを訪ねてきた人の中で、自分が完全につかまったと感じさせた人はいますか？　つまり、あなたはその場から立ち去ることができなくて、彼女たちは何か話したがっている、なのに、あなたは気乗りしないという経験です。

L　時に経験したことはありますが、好きではありません。患者はゆっくりやってほしいのです。

S　一番見込みのある人は、患者に何かをしてあげている人であり、機会があればすぐにそれを認識できる人ですね。

L　その通りです。

S　では、ここで少し別のことを話しましょう。あなたが憶えているかどうかわかりませんが、先日、私があなたに「どのくらい知りたいの？」と訊ねたとき、あなたは「すべて」と言いました。それで、私が本当にあなたに話してほしいのは、自分にはもうそれほど時間が残されていないことや、天国へ行く用意が大方できていることを知るのは、どんな気持ちかということです。話してもらえますか。

L　ええ。話すのは一向にかまいませんよ。

S　大丈夫ですか？

L　そう、患者が感じるのは、本当に感じるのは、人知を越える神の平和……それとなく……神が一番よくご存じです。私は神にその身を捧げ、患者は身を委ねるので、そこには穏やかさが生まれます。祈りです……患者は神にその身を捧げます。患者が望むのであれば、神はいつも患者に救いの手をさしのべる用意があるのです。

S　先日私におっしゃったのは、神があなたの方へ歩いてこられるのを見たという随分昔の夢をあなたは憶えていらっしゃった。

L　ええ。忘れられません。

S　まだ現実感がありますか？

L　すべてリアルです。この瞬間、今あなたに話しているのと同じくらいリアルです。これ以上ないというくらいリアルですから、神は私の身近におられ、何度も何度もそれを実感しています……私はここにいますから、神よ、連れて行ってください、私はもう用意ができています。私はここまで来たのです。

S　では、実際にそうなったとき、あなたが最初に神に言うのはどんなことですか？

L　あなたには以前、お会いしたことがあります。ですからよく存じ上げております。遂にお越し下さいましたね。

S　眠りの中にあるようだといいですか？

L　いいえ。彼と共に在る喜びを感じたいものです。

S　聖クリストファーは？

L　ええ、もちろんです。言うまでもなく、聖クリストファーはいつでも私の一部です。いつでも聖クリストファーの近くにいることでしょう。あなたのために祈りましょう。病んでいる患者は誰も皆、本当に病んでいることを自分でも経験してきましたから、祈りが必要です。私にはわかります。

S 彼らが本当に必要としているものを私たちが彼らに与えられるようあなたが援助してくれなくてはいけませんよ。

L もちろん、そうします。シスターには忍耐が必要です。多大なる忍耐の後に、シスターはそれを手にします。忍耐は与えられるのです。シスターたちが努力するのであれば。時には不可能だと思うかもしれません。でも、それは与えられるのです。死が訪れるように自然に。身を捧げるあいだに、用意ができてきます。訓練を受けたのですから。用意ができるよう訓練を受けたのです。多くの試練を経て。「ああ、とても耐えられない」と思っても、耐えるのです。ええ、そうなるのです。

S 今、何か恐ろしいことがありますか？

L いいえ。あなたがすべて抱えてくれました。

S 突然に？ それとも、ゆっくりと？

L あなたはゆっくりやってくれました。神はあなたを試します。テストをするのです。たぶん、あなたは、何度もそれを辞退したことでしょう。「私など滅相もありません」と。それでもあなたは試された。神はあなたを静かな流れに導いたのです。そう、正にそれが真実でしょう！ この瞬間に私は用意ができています。

S ひとりでつぶやく特別な詩節がありますか？ 心を落ち着かせるもの。あるいは、そうでないにしろ。

L　いろいろあります。たとえば、「あらゆる人知を超える神の平和」[*2]。これはとても、私のお気に入りです。本当です。そして、「とこしえの御腕がそれを支える」[*3]。これまで何度、これで心を落ち着かせてきたことか。この瞬間においてもそうです。でも、どうか、眠りの中ではないように。

S　あなたは知ることを望んでいる。

L　私はここで何度も得たのと同じ気持ちを経験したいのです。私の夢の中で考えたように、でも、それは夢ではなく、現実なのです。

S　あなたは求めたものを手に入れるでしょう。あるいは、それよりよいものかもしれません。

L　両方だといいわね。はっきりはわかりません。それは不可能だとお考えかもしれないけれど、そうではないかもしれない。

S　教育と訓練はすべて神のものですね？　誰もどのようにすべきか知らない。

L　ええ、それはそうでしょう。神こそがご存知です。ですから神はあなたを試すのです。神をしくじらせたら、恐ろしい日になります。

S　でも、神はいつも再試をしてくれるでしょう？

L　ええ、でも、同じ問題は出しません。神はやさしく道をお示しになる。

S　それについて話してくれますか。

L　蓄えておくべき経験を人々に知ってもらうのはよいことです。誰にでも役立つわけではありませんが。神にも好みがありますからね。

S　選択にもれた人たちはどうなるの？

L　別の道で家に帰るしかないわね。たとえば、眠くなったら、そういうこと、でも、それじゃ考えていない。

＊訳注

ソンダース、四十八歳。聖クリストファー開設を翌年に控えた一九六六年の宗教雑誌に掲載された論考である。「この種の『トータル』ペインには、身体的、精神的、社会的、そしてスピリチュアルな要素がある。患者はその言葉において、そして私たち医療従事者はそのアプローチと治療において、どちらも、これらを別々に取り扱うことはできないのである」と冒頭で高らかに宣言されるのが、実に印象的である。また、インタビューの形式、内容とも正に、ナラティヴ・セラピーで言うところの「共同研究（Co-research）」である。こういった斬新さが、ソンダースの論考を古びたものに感じさせない要点なのだと思う。

＊1　St. Christopher's Hospice：「事実、ホスピスの名前を考えたのはG夫人だった。シシリーはホスピスの理念について説明していた。するとG夫人が言った。『旅人のための場所ね？　じゃあ、聖クリストファーということになるわね』」（邦訳 139 頁）。G夫人とは、バーバラ・ガルトンのこと。「G夫人が聖ジョゼフ病院に入院したのは三三歳のときだった。デビック病と診断された。めずらしい麻痺の一種で、不治の病いとされていた。その数か月後、シシリーとG夫人は出会った。一九五四年、シシリーはちょうど第二の医学部学位課程を終了し、三年間の理論的な学業の後で、患者と直接触れ合いたくてたまらないときだった。夕べの礼拝の折に、目の見えない患者が、本を読んでくれる人を求め

ているというお知らせがあった。それがきっかけとなって、一九六一年のG夫人の死に至るまで続く友人関係が始まった。……シシリーは何時間もG夫人と共に過ごすことがあった。医学の勉強を何とかやりおおせたのは、G夫人の友情と精神的な支えによるところが大きかった、とシシリーは思っている」（邦訳137-139頁）。

du Boulay. S.（1984）Cicely Saunders The founder of the Modern Hospice Movement. Oxford University Press（Updated, with additional chapters by Marianne Rankin/ 2007）（若林一実他（訳）1989/2016『シシリー・ソンダース』〈増補新装版〉日本看護協会出版会）より。

　ウェブサイトからで恐縮だが、「クリストファー（Christopher, 稀にKristopher）は、英語、デンマーク語の男性名、姓。デンマーク語の場合はクリストファと表記される。クリストフォロス（古希：Khristóphoros）に由来する。「キリストを運ぶ・担うもの」を意味し、3世紀半ばごろの半伝説的な殉教者の名前である。世界で最も強い人に仕えたいと願い、王様や悪魔の家来を経て、最後にたどり着いた師がキリストであったといわれる。そしてこの伝説の最後でクリストファーは、少年に姿を変えたキリストをそうとは知らずに背負って川向こうまで運ぶが、その少年（キリスト）は世界のすべての罪と苦しみを背負い、だれよりも重かったといわれる。以後、「クリストファー」はキリスト教の精神を担うことの高貴さを表す名称としてヨーロッパ諸国に広まった。愛称はクリス」（https://ja.wikipedia.org/wiki/ より）。

＊2　The peace that passes all understanding.（Philippians 4: 7）フィリピの信徒への手紙4: 7／新共同訳（新）366頁「そうすれば、あらゆる人知を超える神の平和が、あなたがたの心と考えとをキリスト・イエスによって守るでしょう。」からの一節。

＊3　Underneath are the everlasting arms.（Deuteronomy 33: 27）申命記33: 27／新共同訳（旧）338頁

解説

Cicely Saunders

解説❶ シシリー・ソンダースの中期および後期論考に寄せて

ソンダースのホスピス・緩和ケア活動は、聖クリストファー・ホスピス開設とそこからの引退という二つの出来事によって、三つの時期に分けることができる。よって、彼女の論考群もそれによって分類するなら、初期が一九五八年の第一論文から一九六六年の「最後のフロンティア」まで、中期は一九六七年から一九八四年まで、そして後期が一九八五年から二〇〇五年までとなる。

デイヴィッド・クラークによって編纂された論文目録などからすると、彼女の論考は二百十二本あり、そのうちの約二割にあたる四十四本が彼女のまとめた論文集に再録されている。

本稿では、中期から三本、後期から二本の論考を選び、読み込んでみる。翻訳本として刊行できるのであれば訳註になった文章の寄せ集めではあるが、私という読者が（もしもその論考を読まなければたどり着くことのなかった）未知の場所へ連れて行かれた証ではある。彼女の論考が読者に何を要求するかの例示ともなるだろう。

I 「ターミナルケアの哲学」(1978)

Saunders, C. (1978) 'The philosophy of terminal care.' In C. Saunders (ed.), The Management of Terminal Disease. 1st ed. London: Edward Arnold. 193-202.

本論考は、ソンダースが六十歳の年に、満を持して刊行した緩和ケアの教科書"The Management of Terminal Disease, 1st edition"(1978)の最終章である。この教科書は、医学系の学生や医療従事者に向けたものであり、マイケル・ペッカム(Michael J. Peckham)とリチャード・L・カーター(Richard L. Carter)によって企画された The Management of Malignant Disease Series の第一巻であった。もちろんソンダースが編集し、執筆陣は聖クリストファーおよびそれに関係の深いスタッフである。表紙の上三分の一が赤色で文字が白抜き、下三分の二は緑色で編者名が赤でくっきりと記された、索引を合わせてもわずか二百十頁のコンパクトな良書である。十一月一日刊行であるから、クリスマス・プレゼントの意味もあったのではなかろうか。カラーの口絵は、ソンダースによって遂には図式化されなかった「トータルペイン」を、ある患者が描き切った圧倒的なものである。目次は以下の通り。

③Physical Aspects/ K. C. Calman
④Psychological Aspects/ C. Murray Parkes
⑤Relief of Pain/ Robert G. Twycross
Addendum: Nerve blocks and other procedures/ D. S. Robbie
⑥Control of Other Symptoms/ Mary F. Baines
⑦Radiotherapy in terminal care/ Thelma D. Bates
⑧Palliation by Cytotoxic Chemotherapy and Hormone Therapy/ Thelma D. Bates and Therese Vanier
⑨The place of Surgery in Terminal Care/ Michael R. Williams
⑩In-patient Management in a Hospice/ T. S. West
A Comment: Nursing the dying patient/ Peggy D. Nutall
⑪Out-patient and Domiciliary Management from a Hospice/ Barbara F. McNulty
A Comment: The general practitioner and the dying patient/ M. J. F. Courtenay
⑫Terminal Care in the National Health Service/ Gillian Ford
Addendum: some new developments/ Cicely M. Saunders
⑬Discerning the Duties/ G. R. Dunstan
⑭The Law Relating to the Treatment of the Terminally Ill/ Ian McC. Kennedy
⑮The Philosophy of Terminal Care/ Cicely M. Saunders

執筆陣の中で最も重要な人物は、ロバート・トワイクロス（Robert Twycross）であろう。トワイクロスは、一九四一年生まれの英国の内科医。ホスピス運動のパイオニアであり、オックスフォードのサー・マイケル・ソーベル・ハウス（Sir Michael Sobell House）の所長を創立以来二十数年にわたり務めた。オックスフォード大学の緩和ケア講座の初代主任教授で、WHOがん専門家諮問部会委員でもあり、一九八二年以来、WHOがん疼痛救済プログラムの策定やその普及活動にきわめて大きな貢献をした専門家の一人である。一九八五年刊行の『末期癌患者の診療マニュアル』（医学書院）など邦訳も数冊あり、日本の各種関連学会での基調講演も多い。解説❷にも記すが、トータルペインを図式化した最初の人であろう。特に、一九九四年刊行の"Pain Relief in Advanced Cancer"では、彼のトータルペイン観がよく表現されており、その第二章「痛みと苦悩（Pain and Suffering）」では、いくつかのペイン概念が解説されている。Acute versus Chronic Painから始まり、"Chronic benign Pain, Chronic Pain Syndrome, Cancer Pain, Overwhelming Cancer Pain ときて、Somatization において、「患者は、痛みの原因を知り、対処できることを知り、そしてそれほど長くは続かないことを知っていれば、苦悩の自覚なしに、強い痛みに耐えられる」と、苦悩と痛みは区別されなければならないと述べる。そして、トータルペインについては、「いくつかの点において、苦悩と身体化の概念の方がよりよい作業モデルを提供する。しかしながら、多くの人々は相変わらず『トータルペイン』を、痛みを身体精神的経験として強調する手段として使うので、ここでも紹介することにした」と記している。ここでも一九八三年の初出時と同様、トータルペインを四つの影響因子が取り囲む図が挿入されている。この四つの因子とは、（副作用などの）身体的因子、うつ病、怒り、不安であるが、二〇〇三年[*1]には、「痛みを構成する四つの因子」として、トータルペインの身体的、精神的、社会的、そしてスピリチュアルな要素へとすり替えられている。ここまでくると、これらの因子が独立したペインとして図示され、当然のごとく、他の三つの要素を含まない身体的疼痛というものが想定されるため、トータルペイン提唱の動機からすると本末転倒の結論となる。ソンダースは、このような誤解を恐れて、図式化を行わなかったのかもしれない。

ここで、多少脇道にそれることにはなるが、本論が掲載されたテキストで注目すべき医師を他に二人押さえておきたい。パークスとウェストである。

コリン・マレイ・パークス（Colin Murray Parkes）は、死別に関する世界的権威である。「シシリーは彼の書いた論文に大変感銘を受け、連絡をとり、彼が患者だけでなく、家族全体がケアの対象となるべきだという考えをもっていることを理解した。そしてパークス博士は、セント・クリストファー・ホスピスの開所と同時に、スタッフの一員として加わったのである。彼は一週間に一日ホスピスで過ごし、ホームケアチームをサポートし、各種のコースで学んでいる学生や看護師たちを教える傍ら、研究を行っている」（du Boulay. 1984/2007 邦訳 266-267 頁）。

二〇一二年の Witness Seminar 45 での緩和ケア参入に関するパークス自身の発言は興味深い。

> 僕の関心は怒りで後押しされたんだ。総合病院で研修医をしていたときに患者とは親しくなり過ぎてはいけないと教えられたのがショックで、ずっと悩むことになった。駆け出しの精神科医としても、してはいけないと言われることはすべてやった。患者に近づき過ぎるわけだ。そんな頃、大切な人を亡くして自殺未遂をした患者を立て続けに二人診て、親しくなった。それで、当時できつつあった、喪失とストレスに関する心理学にすごく興味が湧いて、自分の進む道だと感じたんだ。ある意味、僕は医学に恋をしていた。精神科医にもなりたかった。それで、シシリーに一緒に仕事をするよう誘われたとき、その二つを結合させる方法を見つけたわけだ。
>
> （Overy & Tansey. 2013. p.10）

一九七三年、革命的と言われた死別に関するカウンセリングにボランティアを使うというアイデアを出したのは実は彼であった。

Parkes, C. M., & Parkes, J. L. N. (1984) Hospice vs. Hospital Care: Re-evaluation of Ten Years of Progress in Terminal Care as seen by surviving Spouses. Postgraduate Medical Journal. 60: 120-124. はきわめてよく引用される文献である。二〇一〇年には「Bereavement: Studies of Grief in Adult Life の第4版がペンギンブックスから刊行されているが、未訳である。第3版は、桑原活雄・三野善央（訳）2002『改訂　死別』メディア出版がある。他の邦訳としては、Chochinov, Breitbart 編（内富庸介（監訳）2001『緩和医療における精神医学ハンドブック』星和書店）の第一章「ホスピス：精神医学的展望」がある。そこには、こんな興味深いエピソードが描かれている。

健康を損なうリスクのある死別した人たちに予防的なアプローチをするという考えを好まないスタッフのメンバーからの反対にあい、死別ケアサービスは1970年まで（聖クリストファーでも）開始されなかった。彼らは、援助が必要な人たちは自らそれを求めてくるだろうし、リスクのある人たちにアプローチするという試みは侵襲的であり害を与える可能性もあると主張していた。そのうちある患者の未亡人が夫の死の2、3週間後に自殺既遂をし、問題となった彼女は生前、われわれに助けを求めてはいなかった。その事件により反対派の人たちも従来のものとは別のモデルのサービスを試みることを認めるようになった。……スタッフが診療録の表紙にジェノグラムを表示することを決めたときが聖クリストファーホスピスの歴史の転回点となった。すべての看護師、医師、カウンセラーが自分が担当している家族のジェノグラムをよく知るようになった。ジェノグラムを書くこと自体が患者にわれわれの関心が今まで彼らが会ってきた医師や看護師たちよりも広いことを示すことになる。

（邦訳 6-9 頁）

一方、トム・ウェスト（Tom West）は、ソンダースの医学部での同級生で、ほかの学生からずっと遅れているために、二人だけ計算室に残って、彼らなりの〈模範解答〉をつくりだすために、頭をひねったりした。彼の方が十二歳も年下だったが、共通の弱点により、友情は長く続いた。ウェストの父親は生涯最後の三週間を家族と、医師資格を得たばかりのソンダースに付き添われたが、その体験は彼女の実践の原点の一つかもしれない。

私の友人の父親が、田舎のある農家で気管支のがんを患っていました。その看病のお手伝いをしたときのことは、良い思い出として残っています。家族、ホームドクター、農家の生活、村人たちの関心――そこには強い共同体意識がありました。全体をまとめる一つのパターンがあって、一人ひとりはその中で大切な役割を果たしていました。患者がその中心にいました。彼はそのことを十分に意識し、楽しんでさえいるようにみえました。この患者が、色々な意味で状況を支配し、時には前もって計画を立てることさえしました。彼一流の、ラブレー風ないたずらっぽい言い方をして、私たちがそれにどう反応するかを横目で見る、というようなところがありました。どんな状態にいるかをよく知っていながら、不安とか恐れはなく、最後の最後まで彼らしさを保ち続けていました。

（du Boulay, 1984/2007／邦訳 132-133 頁）

卒後、ウェストは海外宣教に召され、一九六〇年代をアフリカで過ごしたが、一九七三年には聖クリストファーの医療副部長に就任。以後、一九八五年にはソンダースの後継者として所長となり、一九九三年に退職。二人は、後年、かなりの緊張関係にあったことがうかがわれるが、それはまだずっと先のことである。

これでようやく、エピグラフに進める。オスラー(Osler, W.)の一九〇三年の発言である。オスラーは、日野原重明氏の紹介でも有名な、二十世紀初頭のアメリカの名医である。

「医学実践はアートであって、取引ではない。天職であって、商売ではない。あなたのこころがあたまと同様に行使される天職なのである(The Practice of medicine is an art, not a trade; a calling, not a business; a calling in which your heart will be experienced equally with your head.)」。

医学がアートか取引かと問われれば、多くは前者と答えるのに異存はないだろうが、アートかサイエンスかと問われれば、ことはさほど容易ではない。たとえば、バイオサイコソーシャル・アプローチの創始者ジョージ・エンゲル(George Engel, M.D.)はナシア・ガミーによって、オスラーのヒューマニスティックな医学と大同小異だと批判されたが、そのあたりの議論は興味深いものだ(小森 2014 参照)。しかし、本エピグラフの肝は、後半の「あなたのこころがあたまと同様に行使される天職なのである」にある。これは、見事に、デイヴィッド・タスマの「あたまとこころ」発言に呼応している。

本文に入ると、テキストの最終章であるため、当然のことながら、まずは『終末期疾患の治療管理』の概要が記されている。それは、以下のようにまとめられる。

ここに書かれていることのほとんどは、気持ち、つまり当人の感情的苦悩と家族の苦悩に関連している。これらが、しばしば「トータルペイン」（図23-1）という複合体を作り上げると記述されてきたものであり、患者が私たちのところを訪れるまでしばしば耐え忍んでいるものだ。

（Saunders, 1978）

ここで驚くべきが、この図（図23-1）である。Total Pain は「全人的苦痛」が定訳[*2]である。ソンダースのテキスト第一版に収録されている以上、本稿での理解が世界標準のトータルペイン理解ということになるだろう。

'Total Pain'
Physical
Mental
Societal
Spiritual

図　トータルペイン：図23-1

ところで、この図（図23-1）は、どう見ても、図というよりも詩ではないだろうか？ その出自をたどると、以下にたどり着く。

私がある患者に痛みについて訊ねたとき、だいたい以下のような答をくれた。その答の中で、彼女は、この状況において私たちがケアしようとする四つの主たるニードをあきらかにした。彼女はこう言ったのである。「先生、痛みは背中から始まったんですけど、今では私のどこもかしこもが悪いみたいなんです」。彼女はいくつかの症状について説明し、こう続けた。「夫と息子はよくできた人たちですが、仕事があるので、ここにいようと思えば、仕事を休まなければならず、そんなことをしていては貯金も底をついてしまいます。飲み薬や注射が必要だって叫べばよかったのですが、それはしてはいけないことだとはわかってい

> ました。何もかもが私に敵対しているようで、誰からも理解されていない感じでした」。そして、次の言葉を口にする前に、すこし沈黙した。「でも、もう一度穏やかに感じることができて、とても幸せです」。それ以上質問するまでもなく、彼女は自らの体のつらさと同様心のつらさについて、そして社会的問題ややすらぎを求めるスピリチュアルなニードについて語っていたのである。
>
> （Saunders, 1964）

先の詩は、この患者の語りが、語られた順に小見出し化されたと考えられる。トータルペインはもともと、患者の主観的表現だったのである。ソンダースはそれを死守するために、客観性を匂わせる図式化を拒否したのではないだろうか？　だからこそ、図としては、患者によって描かれた絵画だけが収録されていて、「HY氏は、彼がベッドの上で体を伸ばしたときに自らを取り囲む痛み（pain）を完全に（totally）描写している」という彼女の説明が興味深いのである。これ以後、トータルペインは、多職種のチーム医療推奨と連動して臨床ツール化していく。しかし、その四つの視点はすべて並列可能（BPSS）か、スピリチュアルのみ論理階型の異なるものとする（BPS／S）のかは、いまだに決着がついていない。これは、WHOで健康の定義にスピリチュアリティを入れるかどうかという議論（もちろん、その前にスピリチュアリティとは何かという議論も含めて）とも関連しているはずだ（解説❷を参照されたい）。

これだけでも、もう十分刺激的なのであるが、段落さえ変えずに、こう続く。

> ただし、このような言葉の使用法が、ネガティヴな感情はあらゆる代償を払ってでも回避しなければならないことを示唆すると批判されたのも、事実だ（Proudfoot, 1976）。流れ作業的に坑

> うつ薬や安定剤を処方することは、反対されるべきである。悲嘆は適切なものであり、苦悩の理解とその創造的対処は、苦悩を鎮める努力と同じくらい大切なのかもしれない。「ペイン」という言葉の使用は、学生や医療従事者が死にゆく患者の苦痛に関するさまざまな局面から目を離さないように慎重に刺激する試みであり、鎮痛薬の要請を超えて、人間理解と実践的社会的援助に向かうべきものである。かといって、薬剤の使用を排除するものではないが、薬剤を全体の中で理解するものではある。
>
> （Saunders, 1978）

ここで名指しされたプラウドフット（Proudfoot, W.）とは何者か？　彼は一九七六年当時、コロンビア大学宗教学科教授であった。ソンダースの医学生向け講義「Living with dying」についてのコメント（Commenting on 'Living with dying'）において、彼はスピリチュアルペインという名称を以下のように批判している。

> 彼女は、体の痛みが死にゆくことに伴う苦悩の一つの側面に過ぎないと認識している。その認識に照らして、彼女は精神的ないし情緒的ペイン、ソーシャルペイン、そしてスピリチュアルペインとその緩和について語る。／関心を広げることは賞賛すべきだが、「ペイン」という言葉の選択は、一般的な用語としてであれ、情緒的、社会的、そしてスピリチュアルなレベルでの苦悩のメタファーとしてであれ、誤解を招くおそれがある。「ペイン」は基本的意味において、感覚を示唆する。私たちの大方は、近代医学の完全な装備が、痛みを緩和するために援用されなければならないという意見に賛成するが、それは、有害事象が最も少ない技術を最初に試すべきだというソンダース医師の重要な条件付きでのことである。人間同士の交わりや症状の局所的治療が、多くの

症例において痛みを軽減するか時には根絶やしにするかもしれない以上、それは確かに、人を忘却の彼方に連れ去ることよりも好ましい。／しかしながら、「ペイン」という用語が拡大解釈されるなら、すべての種類の苦悩の軽減ないし根絶がいつでも最優先されなければならないのか、私には確信が持てない。大切な人の喪失、そして確かに自分自身の人生の喪失は、悲しみの機会であるだけではなく、深い苦悩の機会でもある。ソンダース医師は、死にゆく期間を人間的な機会、つまりコミュニケーションのバリアを取り除き、人々を互いにオープンにさせる機会にしたいようだ。その結果、情緒的ペイン、苦悩、怒り、そして死を叩きのめす試みさえ生じるかもしれない。その際、私には、いかなる代償を払ってでも、そのようなネガティヴな情緒を回避しなければならないという確信は、ない。怒り、情緒的苦悩、そして運命の受容拒否であっても、死にゆく人や家族が過去の人間関係や未来のなんらかの喪失に一緒に直面するとき、それは当人たちにとっては適切なものとなるかもしれないのである。ディラン・トーマスの詩にしみわたる死への態度は、私たちが擁護するモデルではないかもしれないが、あのライン「あの善き夜へ大人しく入らないで　怒り狂え　光が死んでいくことに怒り狂え。"Do not go gentle into that good night/ Rage, rage against the dying of the light"」は、死と死にゆくことに直接向き合うことを示唆している。それは、私たちの文化に余りに広く行き渡った否認と好対照をなしている。／ペインへの態度とネガティヴな感情全般への態度を区別することは必要である。これはたぶん死にゆく人にとってよりも、家族や友達にとって、より重要かもしれない。それは、自分自身の死にゆくことに対する長きに渡る準備の統合的部分である。もしも「ペイン」という言葉の使用があらゆる苦悩を網羅し、情緒的、社会的、ないしスピリチュアルな苦悩に対して鎮痛剤の処方がなされたなら、不幸なことである。もしも患者が、死に関する自らの感情をオープンにすべきであると同時に、その感情が穏やかで、受容的で、かつポジティヴでなければならないのだとしたら、矛盾するメッセージが生まれることになる。そのような矛盾するメッセージが聖クリストファーの治療で特徴的なのかどうかあきらかにするには、ソンダース医師の講義での情報は足りなかったが、それは、私たちが関心を向けなければならない危険性である。恐怖、怒り、そしてある時点では、自分自身の（ないし親友あるいは親戚の）死にゆくことを受容することの拒否は、必ずしも不健康なものだとは限らないのだから。　（Proudfoot, 1976, pp.248-249）

「ペイン」という用語選択についての危惧は、仏教における苦痛と苦悩の違いを連想させる。D・トーマスは愛する父が死んでいくことに対し全身全霊で反対する。

あの善き夜へ大人しく入らないで

あの善き夜へ大人しく入らないで
日の終わりに　老いは燃えてほしい叫いてほしい
怒り狂え　光が死んでいくことに怒り狂え。
賢者は最期に至り　闇は正しいと知っているけど
（じぶんの言葉が　いかなる稲妻も裂きはしなかったから）かれらだって
あの善き夜へ　大人しく入りはしない。
善き男たちは最後の波ぎわで叫ぶ　自分たちの儚い営みが
どれほど明るく　緑の入江で踊れたはずかを
怒り狂え　光が死んでいくことに怒り狂え。
荒き男たちは飛んでいく太陽をつかまえ　太陽をうたい
知ったときはもう遅い　道行く太陽を損ねてし

まったことを
あの善き夜へ大人しく入らないで。
真面目な男たちは死を前にし　目もくらむ視力で
見る
見えぬ目が隕石のように眩しく燃え　華やかたり
うることを
怒り狂え　光が死んでいくことに怒り狂え。
そしてあなたよ、父よ、そのかなしい高みにあって、
呪詛せよ、祝福せよ、あなたの猛々しい涙で　僕を。
あの善き夜へ大人しく入らないで。
怒り狂え　光が死んでいくことに怒り狂え。
（柴田元幸（訳）・きたむらさとし（絵）『アイスクリーム
の皇帝』より）

〈原文〉

Do not go gentle into that good night

Do not go gentle into that good night,
Old age should burn and rave at close of day;
Rage, rage against the dying of the light.
Though wise men at their end know dark is right,
Because their words had forked no lightning they
Do not go gentle into that good night.
Good men, the last wave by, crying how bright
Their frail deeds might have danced in a green bay,
Rage, rage against the dying of the light.
Wild men who caught and sang the sun in flight,
And learn, too late, they grieved it on its way,
Do not go gentle into that good night.
Grave men, near death, who see with blinding sight
Blind eyes could blaze like meteors and be gay,
Rage, rage against the dying of the light.
And you, my father, there on the sad height,
Curse, bless, me now with your fierce tears, I pray.
Do not go gentle into that good night.
Rage, rage against the dying of the light.

プラウドフットは彼女の指導教官であり、今でもやりとりがあるからと、メールアドレスを教えてくれた。するとプラウドフット氏からすぐにメールが返ってきた。

小森ドクターへ
メールをありがとう。シシリー・ソンダースの講義についてのコメントはすっかり忘れていたよ。気に入ってもらえて嬉しい。彼女やホスピス運動について批判するつもりなどなかったが、決定的な問いは投げかけておくべきだと思ったんだ。私よりも緩和ケアについてはご存知の君が私の短報を見つけ、それを使ってくれるのは素敵なことだ。連絡に感謝するよ。／そう、リタとは随分会っていないが、よく知っているよ。彼女が君に私のメールアドレスを知らせ、私たちをつなぎ合わせてくれたのはよかった。
お元気で。

ソンダースは、これに対するリコメントにおいて、この講義が医学生向けであったがために、「私は、彼らにもっと広く物事を見てもらいたいし、家族を一つのケア単位として、そして患者を単なる身体的状態ではなく全体的な人間として見て欲しいがために、故意に、『精神的ペイン』、『社会的ペイン』などという言葉を使った」（Saunders, 1976, p.251）と（私の感じるトーンとしては、言い訳的に）述べている。トータルペインを患者の主観的描写から医療従事者向けの臨床観察ツールへと変容させる最大の推進力が、この教育的配慮ではなかったか。この問題は、Saunders, 1981, 1988 および解説❷に続く。

これには、後日談がある。このソンダース講演にもしかしてリタ・シャロン[*3]（Rita Charon）が医学生として参加していたのではないかと思い、二〇一五年彼女と知己を得た時点で、訊ねてみたのである。彼女はその場にはいなかった。しかし、

コロンビア大学宗教学部教授
ウェイン・プラウドフット

実は、ここで紹介したソンダースの一九七四年三月五日のコロンビア大学での講義については他に二名のコメントが寄せられている。一人は同大学精神科准教授クラグスブラン（Samuel C. Klagsbrun）博士で、もう一人が同大学歯学科准教授および死生学財団長のクッチャー（Austin H. Kutscher）博士である。どちらも批判的コメントは一切ないので、プラウドフットの発言が目立ったようだ。前者は、リーダーの人格と信仰のニードが聖クリストファーの礎石だとし、後者は、アメリカで聖クリストファー・ホスピスが地域に提供しているものを正確に再現できるかと自問している。[*4]

ソンダースは、プラウドフットの指摘に懲りたのか、本文中でも、このような用語選択については、自らの感受性を強調している。

言葉の使い方はいつでも興味をそそる。あるとき私は「死にゆくこと、彼らはそれを生きるのである（Dying, they live）」というタイトルをつけたが、一度ならずも何度も、ポスターには「死にゆくこと、私たちはそれを生きるのである（Dying, we live）」と書かれた。また、何年も前のことだが、ある患者が『ナーシング・ミラー（Nursing Mirror）』を読んでいて、「終末期患者のケア」というタイトルの下に私の名前を見つけた。彼女はこう言った。「ドクター、異議申し立てをします。私は終ろうとしているのではありません。死んでいくのです！」即興的なコメントを偶然受け取り、私はすぐに、こう返していた。「でもTさん、終るのはあなたの病気であって、あなたではないのですよ」。しかし、それ以来、私は知ったかぶりに「終末期患者」と言うのは止めて、単に

「終末期疾患を抱えた患者」と言うようにしている。病いの重荷を背負った体の終わりがその人の終わりだと信じる人もいる。それを信じるか否かはともかく、私たちの技術は患者のおかげなのであり、私たちの栄誉も患者の終わりによって与えられたものなのである。　（Saunders,1978）

このあと、本文はその中心部分である「終末期悪性疾患の治療管理における本質的要素」について解説する。下記の十三点である。①患者と家族をケア単位として考える、②経験を積んだ臨床チームによる管理、③終末期がんのありふれた症状、特に疼痛のあらゆる側面に対する専門家のコントロール、④経験を積んだ手練れの看護、⑤多職種チーム、⑥在宅ケアプログラム、⑦遺族フォローアップ、⑧方法的記録と分析、⑨ターミナルケアのすべての側面における教育、⑩利用可能な建造物の想像的利用、⑪種々雑多な患者、⑫接近可能な中央管理、そして⑬意味の探求である。もちろん最も興味深いのは⑬である。

仕事は時に、痛みとろうばいをスタッフ全員に引き起こす。もしも彼らが各自の緊張や問いを共有する機会がないのであれば、彼らはその領域を去るか、専門家の仮面の裏に逃げ込む方法を見つけることになる。依存と別れの苦悩の傍にたたずむことに取り組む人々は、個人的にも団体としても、基本的哲学を展開する必要に迫られる。基本的哲学は、仕事を共にする中で生まれるものだが、メンバー各自が（しばしば痛みを伴うもの）最も不遇な状況において意味を探求しなければならないことや、相手の苦痛に満ちた問いに耳を傾けるには自分自身の不安から十分自由でなければならないことを知ったときにこそ、生まれてくる。

初期のホームやホスピスのほとんどは、キリスト教財団のものであり、そのメンバーたちは、もしも自らが天職と考える仕事を信仰でもって継続したならば、ご自分自身が亡くなって復活された神から患者に救いが差し延べられるであろうと信じていた。信仰のこの伝統的表現方法の中には、今日新しい解釈もあるが、この領域に参入する人々の中には、自分自身の宗教ないし哲学的取り組みを自ら考えなければならない者もいる。これは特別なオプションではない。仕事には根本的忍耐が要求され、患者や家族に会う者は誰でもこのジレンマに対する気づきを持たねばならないのである。

終末期ケアに関するこのような本質的要素を考える上で、聖クリストファー・ホスピスにおいて解釈されている一般的基本原理とこのホスピス自体の特別な特徴とを区別することは重要である。後者は、スタッフのパーソナリティや、特に、そのキリスト教財団であることに由来している。このホスピスの元となった種は、一九四八年にロンドンの病院でがんで亡くなった、ワルシャワのユダヤ人街出身の男性が寄贈した五百ポンドであった。彼の約束、「僕が君のホームの窓になるから」は、最初の患者が入院した十九年後にようやく守られたのである。その言葉と彼の別の願いである「僕が欲しいのは、君のあたまとこころの中にあるものだ」は、すべての患者がターミナルケアの技術と友情の組合せを求めていることの要約である。もともとの贈り物である五百ポンドは、一九六七年にホスピスが開設されるときには五十万ポンドにまで膨らんでいた。今やさらに十一年が経つが、疼痛コントロールをすべての諸相においてさらに研究することの必要性といや増す教育の要請は、もともとのアイデアをはるかに凌駕している。しかし、研究と教育は、患者、家族、そしてスタッフメンバー各自の日々のニーズともバランスを保たねばならない。

（Saunders.1978）

ワルシャワ出身のユダヤ人、デイヴィット・タスマは、ソンダースに"I'll be a window in your Home."と"I want what is in your mind and in your heart."というメッセージを残したことで知られる。ソンダースはタスマと恋に落ち、ホスピスの実現を誓う。彼女は当時、日記さえつけていたそうだが未公開であり、このカップル（当時、タスマは四十歳、シシリー二十八歳）の実像はベールに包まれている。しかし、この二人は、カフカと彼の最後を看取ったドーラ・ディアマントを彷彿とさせる。

一九二三年、つまりカフカが四十歳と十一ヶ月で亡くなる前年、彼は、バルト海の保養地ミュリッツで二十五歳のドーラ・ディアマントに出会う。そんな状況が、以下のように記されている。

第一次世界大戦中にチェコへ逃れてきた東方ユダヤ人は、戦争が終わってからも帰るところがない。数万にのぼる人々が西ヨーロッパのユダヤ人団体の支援を受け、保養地ミュリッツの一角が難民用にあてられていた。昼間、子供たちが保母につれられ、海岸にやってきて、砂遊びをする。十代半ばの小娘がまじっていて、保母を助けている。カフカは海辺の籠にもたれ、そんな風景をながめていた。いたってめだつ存在だった。木のように痩せた人が、じっとこちらをながめている。黒い髪、褐色がかった肌、メランコリックな目。ときおり子供たちが見つめ返す。[*5]

（池内 2010, 310頁）

その小娘に誘われて、七月半ばの金曜日、カフカは「オネグ・サバト」に出かけた。ユダヤ教の休日の土曜日に先立つ金曜の夜に特有の儀式がある。彼は生まれてはじめて正統派ユダヤ教の金曜日の祝典を目の当たりにした。この夜にドーラ・ディアマントと知り合った。……東方ユダヤ

> 人のハシディスム派信者の娘であり、ヘブライ語とイディッシュ語を流暢に話した。……カフカにとって、ヘブライ語もイディッシュも、ともに遠くから呼びかけてくる謎めいた言葉であって、それを母語のように口にする娘が、ひときわ神秘的に思えたのではあるまいか。いずれにせよ、永らく西ヨーロッパではタブー視されていた言葉が介在して、未知の人間が結びついた。
>
> （同310-311頁）

> ドーラはガリツィアでの幼いころから貧しさに慣れていた。故里をとび出したのち、飢え死すれすれの生活を、若さのエネルギーと貧困のなかで身につけた才覚でもってしのいできた。何であれ全身全霊で打ち込み、献身的に努める。その一方で胸を刺すような孤独に苦しんでいた。見知らぬ国の永遠の異邦人としての自分を、たえず意識しなくてはならない。そんな女が、痛み、苦しんでいる男と出会った。もの静かで、思索的で、意味深いことを口にする。苦しんでいるのは病いだけでなさそうだった。強い父親にも、世の中の仕組みにも、自分と同じユダヤ人存在にも苦しんでいる。自立を求め、中年になってやっと実現するまでにこぎつけた。世才という点では、子供のように幼い。
>
> （同316頁）

これをトータルペインと言わずして、何と言えばよいのか？　出身地がワルシャワとプラハ、時が第二次世界大戦後と第一次世界大戦後、最後の土地がロンドンとウィーン、それにソンダースはユダヤ人ではないけれど、これらのカップルの関係性はあまりに似ているではないか。

一九五二年のドーラの死の床はロンドンの聖ルカ病院ではなかった*6ので、ソンダースとの接触はなかっと思われるが、彼女はロンドンで the

Friends of Yiddish の設立に尽力し、イディッシュ語やユダヤ文化の保存のために働いたようだから、同じポーランド出身のユダヤ人として、デイヴィッド・タスマとの交流はあったのかもしれない。いずれにせよ、この二組のカップルの物語に共通しているのは、中年男を看取った若い女のリジリアンスである。ソンダースもディアマントも彼らとの関わりなしで、後年の人生の展開があったとはとても思えない（『ナースのためのシシリー・ソンダース』解説❷を参照）。

まだ、⑬は続く。キリスト教的意味論である。医学のテキストに宗教的記述がこれだけの頁を割かれるとは、驚きである。

多くの人々は、このホスピスの始まりと発展の時間と仕方が、神の仕事だと信じている。神は、「わたしの恵みはあなたに十分である。力は弱さの中でこそ十分に発揮されるのだ」（コリントの信徒への手紙二 12:9／新共同訳（新）339 頁）と言った。この栄光における私たちの信頼は、患者が絶えず共同体の中心メンバーであることを見るたびに、増した。毎日、彼らは、入院時に、痛みや怒り、苦しさ、そして悲嘆という感情をホスピスに持ち込む。しかし、圧倒的多数の人々は、その環境にやすらぎがあり、歓迎され、しばしば楽しさに溢れていることを知る。そして、痛みや上記の感情が変容するのである。私たちは、これがすべての人間の中にある神の霊による仕事だと信じている。彼らは、真実を求め、自らの人生の意味をまことの光によって解釈する。「その光は、まことの光で、世に来てすべての人を照らすのである」（ヨハネによる福音書 1:9／新共同訳（新）163 頁）。聖クリストファー・ホスピスは、創設基金を提供した患者と現在の議長がどちらもユダヤ的信仰に属しているのだが、それでも十分に、ナザレのイエスにおいて、神は人間の生活と死という究極の弱さを（私たちが知っているように）知ったという信念を維持している。それはすべての人間にとって，彼らが信じるか否かにかかわらず，該当することなのだと。「彼らの苦難を常に御自分の苦難とし，御前に使える御使いによって彼らを救い」（イザヤ書　63:9／新共同訳（旧）1165頁）。自分の身においてすべての痛みを存分に共有する愛情をもつ神だけが，私たちの疑いや問いを静めることができるのは，私たちがそれを理解できるからではなく私たちがそれを信じることができるからである。私たちが死にゆく人一人ひとりに「これは神の体です」と言うときには，ある感覚があり，私たちが目撃するささやかな変容が絶えず復活（それは最終的にすべての創造物を埋め合わせ，包括する）を語るときにも，ある感覚がある。これは，私たちの日々の経験において出会う神性の探索不能な深淵の淵，つまり，私たちの行為のまっただ中にある世界の果てなのだ。

(Saunders, 1978)

終末期悪性患者の治療管理における本質的要素の第十三項「意味の探求」の後半において聖書からの引用が並ぶのは，三年後のテンプルトン賞受賞スピーチにおいてフランクルが引用されるのと対照的である。最初の一文，'My grace is sufficient for thee: for my strength is made perfect in weakness'（2 Corinthians, 12: 9）が記された「コリントの信徒への手紙」（『新約聖書』）は，使徒パウロからコリントの教会の共同体に宛てた書簡である。二つに分かれており，引用文は手紙二の十二章からのものである。そこでは，パウロが自らの神秘体験，自分に与えられた「とげ」についてなど，他のどこよりも自分自身について語っている。この一文は，非キリスト教徒にとっては，リジリアンスに代替可能であろう。'the true Light, which lighteth every man that cometh into the world' (St John's Gospel, 1: 9) のある「ヨハネによる福音書」は、もちろん『新約聖書』に収められた四つの福音書の一つである。ルターが本福音書とパウロ書簡をきわめて高く評価しているため、プラテスタント各派への影響は大きい。また、四つの中で最後に書かれたものであり、他の三書に比べイエスの言葉がより多く記述されている。ソンダースによるユダヤ教とキリスト教の対比は、ユングによるヨブ解釈を想起させる。実際、一九八八年の「スピリチュアルペイン」論考では、ヨブが言及されてもいる。ユングの『ヨブへの答え』では、神は『ヨブ記』において、自ら苦しみを知らなかったがゆえにその深みにおいてヨブに負けたのだとされ、それゆえ神はその苦しみを知るためにイエスとして人間の身になったのだと考えられている。ユダヤ教徒が聖クリストファーの礎であれ幹部であれ、キリスト教も含めたより幅広いスピリチュアリティが「人生の意味」をキーワードにして目指されることになる。

'In all their affliction he was afflicted, and the angel of his presence saved them' (Isaiah, 63:9) のある「イザヤ書」は、『旧約聖書』に収められた三大預言書の一つ。

「これは神の体です」は、友人の遠藤勇司牧師によると、おそらく聖餐式の「制定の言葉」としてのコリントの信徒への手紙一の11: 23後半から24「主イエスは、(十字架に)引き渡される夜、パンを取り、感謝の祈りをささげてそれを裂き、『これは、あなたがたのためのわたしの体である。わたしの記念としてこのように行いなさい』と言われました」(新共同訳)の英訳が元である。留学時、彼の通っていたボストンの教会では、"This is the Body of Christ"と言って聖餐のパンが配られていたそうである。死にゆく人々が「彼(神=キリスト)の体」だというソンダースの意図は、むしろマタイによる福音書 25: 31-40 が背景にあるとも感じられ、マザー・テレサにも同様の発言があるそうだ。マタイを引用しておく。

お前たちは、わたしが飢えていたときに食べさせ、のどが渇いていたときに飲ませ、旅をしていたときに宿を貸し、裸のときに着せ、病気のときに見舞い、牢にいたときに訪ねてくれたからだ。すると、正しい人たちが王に答える。「主よ、いつかわたしたちは、飢えておられるのを見て食べ物を差し上げ、のどが渇いておられるのを見て飲み物を差し上げたでしょうか。いつ、旅をしておられるのを見てお宿を貸し、裸でおられるのを見てお着せしたでしょうか。いつ、病気をなさったり、牢におられたりするのを見て、お訪ねしたでしょうか。」そこで、王は答える。「はっきり言っておく。わたしの兄弟であるこの最も小さい者の一人にしたのは、わたしにしてくれたことなのである」。

（マタイによる福音書 25: 35-40 新共同訳（新）51 頁）

では、本論怒濤の終結部へと進もう。以下の通りである。

すべての人間が、彼らの死を共有し、今でも共有している神の家族であるという信念によってしか答えはもたらされないように思われる。私たちが援助しようとする人々だけでなく、何百万という恵まれない人々や不当に取り扱われた人々に対しても、そして自らの終わりにやすらぎと達成で向かい合う人々だけでなく、生であれ死であれそれが価値あるものだと見出す機会を逸した人々に対しても。いまだに間違っているものは何でも正されねばならないし、いまだに心地よくないものは何でも心地よくされねばならないというのが、ホスピスで提供される個人的で私的なケアについての視点でなければならない。

これは、聖クリストファーのスタッフが、異なる信念を抱いているか無宗教の人々に語る視点でもある。それは、カミュの小説『ペスト』において、不可知論者の医師が司祭に言う言葉にも表現されている。「われわれはいっしょに働いているんです、冒瀆や祈祷を越えてわれわれを結びつける何ものかのために」。(Saunders, 1978)

カミュ(Albert Camus)は、一九一三年十一月七日、フランス領アルジェリアの地中海岸に近いモンドヴィに生まれた。母はスペイン系で、父はアルザス出身の出稼ぎ労働者であったが、生後間もなく父を失い、苦学して、アルジュ大学文学部の哲学科を卒業。その後、職を転々として、一九四〇年パリの新聞界に進出したが、ドイツ軍のフランス侵入により帰国を余儀なくされ、オラン市の私立学校で教師となる。そのあいだに文学に目覚め、『異邦人』と『シーシュポスの神話』を上梓。一九四七年『ペスト』によって熱狂的な反響を喚び起こしたが、一九六〇年一月四日、執筆先の別荘からパリへの帰途、不慮の自動車事故により四十七歳で死去。『ペスト』は、一九四〇年代のアルジェリアの港町オランにおいてペストが大流行したという設定で描かれている。その治療組織の中心となった医師リウーの手記の形をとった小説である。記録は、四月十六日から翌年の二月まで続き、市の開門、祝賀行事で締めくくられる。

ペストの害毒はあらゆる種類の人生の悪の象徴として感じとられることができる。死や病いや苦痛など、人生の根源的な不条理をそれに置きかえてみることもできれば、人間内部の悪徳や弱さ、あるいは貧苦、戦争、全体主義などの政治悪の象徴をそこに見いだすこともできよう。

（Camus. 1947／宮崎（訳）『ペスト』訳者あとがき373頁）

さて、本論に引用されたのは、新潮文庫では260頁、全五節中の第四節前半、小説の時間でいえば、十月下旬の出来事でのリウーの発言である。その前後を読んでもらいたい。予審判事の息子がペストになり、はじめて血清が試された。少年は、麻痺状態からさめて、毛布の中で寝返りを打っていた。リウーとカステルとタルーとは、朝の四時からそのそばに付き添って、病いの一進一退を刻一刻と見守っていた。老医師カステルが「明け方の病勢弛緩がなかったようじゃないか」と肯定的な発言をすると、リウーは少年が通常よりも長い時間にわたって病いに抗し続けていると言う。そして司祭パヌルーが「これで死ぬとしたら、人より長く苦しんだことになってしまうが」とつぶやく。そして、リウーが席を立つと同時に、少年は息絶える。リウーは「まったく、あの子だけは、少なくとも罪のない者でした。あなたもそれはご存じのはずです！」と司祭に怒りをぶつけた。そのあとの会話である。

「どうして私にあんな怒ったようないい方をなさったのです」と、うしろで声がした。「私だって、あの光景は見るに忍びなかったのですよ」

リウーはパヌルーのほうを振向いた。

「ほんとうに、そうでした」と彼はいった。「悪く思わないでください。なにしろ、疲れたときは気違い同然になってますからね。それに、この町では、僕はもう憤りの気持しか感じられなくなるときがよくあるんです」

「それはわかります」と、パヌルーはつぶやいた。「まったく憤りたくなるようなことです。しかし、それはつまり、それがわれわれの尺度を越えたことだからです。しかし、おそらくわれわれは、自分たちに理解できないことを愛さねばならないのです」

リウーはいきなり上体をぐっと伸ばした。彼はそのとき身のうちに感じえたかぎりの力と情熱をこめて、じっとパヌルーの顔を見つめ、そして頭を振った。

「そんなことはありません」と、彼はいった。「僕は愛というものをもっと違ったふうに考えています。そうして、子供たちが責めさいなまれるように作られたこんな世界を愛することなどは、死んでも肯（がえ）んじません」

パヌルーの顔を、一抹惑乱したような影がかすめた。

「ほんとうにリヌーさん」と、哀しげに彼はつぶやいた。「私には今やっとわかりました、恩寵といわれているのはどういうことか」

しかし、リウーはまたベンチの上にぐったり身を投げ出した。またもどってきた疲労の底から、前より柔らげた調子で、こう答えた——

「それは僕にはないものです、たしかに。しかし、僕はそんなことをあなたと議論したいとは思いません。われわれはいっしょに働いているんです、冒瀆や祈祷を越えてわれわれを結びつける何ものかのために。それだけが重要な点です」

パヌルーはリウーのそばへ腰を下ろした。彼は感動した様子であった。

「そうです」と、彼はいった。「たしかに、あなたもまた人類の救済のために働いていられるのです」

リウーはしいてほほえもうとした。

「人類の救済なんて、大袈裟すぎる言葉ですよ、僕には。僕はそんな大それたことは考えていません。人間の健康ということが、僕の関心の対象なんです。まず第一に人間の健康です」

パヌルーはちょっとためらった。

「リウーさん」と、彼はいった。

しかし、彼はそのまま口をつぐんだ。彼の額にも汗がしたたりはじめていた。彼は「失礼します」

とつぶやき、そして立ち上がったときにはその目は光っていた。彼が行こうとしかけると、そのとき、じっと考えこんでいたリウーが、これも立ち上がり、そして一足彼のほうへ歩み寄った。

「どうも済みませんでした。もう一度おわびします」と、彼はいった。「あんな癇癪はもう二度と起こしません」

パヌルーは手を差出し、そして悲しげにいった
――

「そのくせ、私はあなたを説き伏せることはできなかったんですからね」

「それがどうだというんです」とリウーはいった。「僕が憎んでいるのは死と不幸です、それはわかっていられるはずです。そうして、あなたが望まれようと望まれまいと、われわれはいっしょになって、それを忍び、それと戦っているんです」

リウーはパヌルーの手を引き止めた。

「そら、このとおり」と、パヌルーの顔を見ないようにしながら、彼はいった。「神さえも、今ではわれわれを引離すことはできないんです」

（Camus, 1947／邦訳 259-261 頁）


これくらい長く引用しないと、ソンダースがあの一行に込めた思いは伝わらないだろう。実際、他の論考（『ソンダース論文集』第二十四章、第三十三章）でもカミュで締めくくるほど、これは重要視されている。彼女のいうスピリチュアリティがいかに宗教を越えたものであるかがわかる。『ペスト』の訳者によれば、「カミュがこの作品を、彼の書いた最も反キリスト教的な作品と称しているのも、神の存在いかんにかかわらず二人の行動上の結論が一致することが、神の存在の無用さを示す結果になっているためかと思われる」（Camus, 1947／邦訳 378 頁）のだが、これは反キリスト教的というよりは、超キリスト教的というべきではないだろうか。

＊注

＊1　ここに worry about family and finances, spiritual unrest も含まれている。

＊2　シップリー英語語源辞典によれば、Total はラテン語 totus, totalis から派生したもので、アングロサクソン語 totian（のぞく、見張る）からのものではない。Pain は penalty と同語源で、ラテン語 poena（罰：penalty）からフランス語 peine（苦しみ、罰）を経て中英語に借入されたものである。どちらもラテン語起源とはいえ、あまりに固い訳ではないだろうか。Total Price が、合計価格だからといって、「合計痛覚」ともいかないだろうが。

＊3　『ナラティブ・メディスン』斎藤清二他（訳）（2011）の原著者。

＊4　当時、アメリカでは二十六のホスピスがあった。

＊5　ちなみに、この光景は後年、村上春樹によって『海辺のカフカ』の中で主人公が出会う絵に再現される。

＊6　Plaistow Hospital だそうだ。

▼文献▲

Camus, A.（1947）Lapeste. Paris: Editions Gallimard.（宮崎嶺雄（訳）1969『ペスト』新潮社）

Charon, R.（2006）Narrative Medicine: Honoring the Stories of Illness. Oxford University Press（斎藤清二他（訳）2011『ナラティブ・メディスン：物語能力が医療を変える』医学書院）

du Boulay, S.（1984）Cicely Saunders The founder of the Modern Hospice Movement, Oxford University Press（Updated, with additional chapters by Marianne Rankin/ 2007）（若林一実他（訳）1989/2016『シシリー・ソンダース』〈増補新装版〉日本看護協会出版会）

池内　紀（2010）カフカの生涯　白水社

小森康永（2014）第2章　エンゲルが本当に書き残したこと　渡辺俊之・小森康永　バイオサイコソーシャルアプローチ　金剛出版　40-75頁

Overy, C., & Tansey, E. M.（Eds.）（2013）Palliative Medicine in the UK c.1970–2010. Wellcome Witnesses to twentieth century Medicine, vol. 45. London: Queen Mary, University of London.（www.history.qmul.ac.uk/research/modbiomed/wellcome_witnesses/ にて無料公開中）

Proudfoot, W.（1976）Commenting on 'Living with dying', Saunders, CM. Man and Medicine, 1, 246.

Saunders, C.（1964）Care of patients suffering from terminal illness at St. Joseph's Hospice, Hackney, London, Nursing Mirror, 14 February, pp. vii-x.

Saunders, C.（1976）Reply. Man and Medicine, 1, 251.

Saunders, C.（Ed.）（1978）The Management of Terminal Disease, 1st ed. London: Edward Arnold.

Thomas, D.（1937）Do not go gentle into that good night（柴田元幸（訳）きたむらさとし（絵）2014『アイスクリームの皇帝』（Poetry in Pictures）河出書房新社所収）

Twycross, R.（1994）Pain and suffering. In Pain Relief in Advanced Cancer. Churchill Livingstone. 2nd ed.

Twycross, R., & Wilcock, A.(2002)Symptom management in Advanced Cancer, 3rd ed. Radcliffe Medical Press.（武田文和（監訳）2003『トワイクロス先生のがん患者の症状マネジメント』 医学書院）

Ⅱ 「テンプルトン賞受賞スピーチ」(1981)

Saunders, C . (1981) Templeton Prize Speech at Guildhall Ceremony (May), 1-15. Unpublished.

本稿は、一九八一年のテンプルトン賞(Templeton Prize)受賞スピーチである。未発表であるためかどうか定かではないが、演題の記載はない。前年のマリアンとの結婚に続き、人生の絶頂期と呼べるのではないだろうか? ソンダース、六十二歳。テンプルトン賞とは、米国の投資家ジョン・テンプルトンによって一九七三年に創設された賞である。とりわけ宗教間の対話・交流に貢献のあった存命の宗教者・思想家・運動家等に贈られるもので、宗教分野のノーベル賞とも呼ばれる。賞金はノーベル賞に匹敵するように設定され、二〇一三年は一一〇万ポンドであった。代表的受賞者は以下の通り。マザー・テレサ(一九七三年)、鹿野日敬(立正佼成会開祖)(一九七九年)、アレクサンドル・ソルジェニーツィン(一九八三年)、ダライ・ラマ十四世(二〇一二年)。ちなみに、ソンダースは二〇〇一年には、聖クリストファーの達成によりコンラッドNヒルトン財団人道支援賞(Conrad N. Hilton Foundation Humanitarian Prize)を獲得している。賞金は百万米ドル。9・11の直後でもあり、ヒルトン氏は受賞理由を、聖クリストファーの貢献のみならず、今こそ世界規模で人道主義支援が求められるからだと述べた。

受賞に対する謝辞を述べた後、彼女はおもむろに自らが医師を志すことになった当時のエピソードを語り出す。

当時、私は、看護の仕事によって体を壊した医療ソーシャルワーカーでした（そして偶然にも、ナイチンゲール看護師として私は、本日がフローレンス・ナイチンゲールの誕生日であることをうれしく存じます）。私は、自らの人生において何をすべきかを知る日を待ち望む、本当に駆け出しのキリスト教徒でもありました。／私は、ボランティアとして聖ルカ病院の登録看護師S.R.N.（State Registered Nurse）となりました。それはベイズウォーターにある一八九三年に開設されたホスピスですが、その後三年のあいだに、私が目の当たりにしたのは、そこでは痛みが、一般病棟やその他のもっと多くのベッドサイドで自分が観察したよりもはるかに有効にコントロールされていることでした。一九五一年に、自分が働いていた外科病棟の医師であるノーマン・バレット氏に、私はこの領域での看護に戻らなければならないと言いました。すると彼は「痛みについては学ばなければならないことがものすごくたくさんあるんだ。君は医師にならなければ欲求不満を抱えるだけのことだよ」と言いました。そして私が医学部に入ることを手伝ってくれました。それを経済的に可能にしてくれたのは父親です。（Saunders, 1981）

この話には、実はもっと興味深い前振りがある。ソンダースが、二〇〇二年十二月十二日に行われたWitness Seminar 21〈Innovation in Pain Management〉で語っているのである。それによると、ソンダースはボランティアの登録看護師時代、看護師たちが「モルヒネ、四時間毎に屯用」と書かれた医師の指示からきわめてこっそりと「屯」を抜き、痛みを予防しているのを目にした。そこはどこの病院よりも疼痛管理が行き届いていた。そこで彼女は、その様子を当時上司であったバレットに見せるために彼をホームに連れて行ったり、患者の自宅に連れて行ったというのである。その後の、彼の発言なのである。ソンダースが医師になった影には名もない看護師たちの臨機応変で勇敢な対応があったのである。

これに続く歴史的発言で興味深いのは、ソンダースらが一九六〇年までは小さな情熱的グループだったものの、詳細な計画を立て始め、最終的に、窓を囲んだホームに名前をつけるに至ったわけだが、そのとき既に記されていたメモである。そこには以下の気づきがあったという。「自分たちが仕事に科学的基礎を見つけなければならないこと、そして仕事を尊敬されるものに、つまり医学として敬意を表される部門にしなければならないこと」。

以後は、宗教の進歩に与えられる賞らしい、いくつかのエピソードが紹介されていく。

オリーブ・ワイヨン医師は、私たちのもともとの財団グループで五年間休まずミーティングに参加し、ティヤール・ド・シャルダンの仕事を紹介してくれました。彼が「受動面の神化（the divinisation of our passivities）」と名づけたものを記述する中で、彼はこう書いています。「キリスト教においては、創造者、贖罪主の偉大な勝利は、それ自体としては衰退と消滅の普遍的な力そのものであるものを、生命を与える本質的な力に変容させたという点に求められるのである。神はわれわれのうちに決定的に浸透するために、われわれをある仕方で掘り下げ、穴をあけ、その中に自分の場所を造る。……死は、われわれの存在の底に、必要な切口をうがつ役を果すのである。……本質的に空虚であり、欠如であり、多様への拡散であるものが、一人ひとりの人間の存在において神における充溢、統一と化するのである」（de Chardin. 1960／三雲（訳）84-85頁）。これに添えて、英国国教会のオースチン・ファラーによる説教からもその一部を引用しましょう。「さて、もしもイエスの死が、人間にとって従うことのできるもので、耐えることができるものであったならば、それは、私たちが真似るべきパターンではあっても、それ以上のものとはならなかったでしょう。しかし、それが神の行為であったが故に、そこには無限の力が秘められていて、限界が設定されることのない放射形をなしたのです……」。

神の存在は、すべての死、すべての苦悩の中にあります。家族のほとんどは、ベッドサイドで看護師が最後の祈りを読む申し出を受け入れます。そこにはホスピスでは繰り返し語られてきた詩編23が含まれています。「死の陰の谷を行くときも、わたしは災いを恐れない。あなたがわたしと共にいてくださる」（新共同訳（旧）854頁）。

私は当初、アントニー・ブルーム（Metropolitan Anthony of Sourazh）による連続講義に出席し、今でも「四終（Four Last Things）」に関する彼の講義ノートを持っています。私が思い出すのは、時間の不思議な特質に関する彼の講義や、（圧倒的な障害ないし死すべき病いの危機にあっても）なぜ一部の人々は積年の解決できなかった問題の解決によって、二、三週のあいだで生涯を生きることができるのかを理解する彼の援助方法です。彼はこう言いました。「真に生きている一時間と退屈している一時間の経験を比べてみてくだい。最初の時間は矢のように飛んで行きますが、あとの時間はずるずるといつまでも続くように思えます。振り返ると、すべてが逆になります。楽しく豊かな時間は思い出の中で引き伸ばされるのに、その他のものは跡形もなく消え去るのです。

(Saunders. 1981)

このような話は、（私も含め）非キリスト教徒の日本人には馴染みもなく、実感も乏しい。ティヤール・ド・シャルダン（Teilhard de Chardin

1881. 5. 1-1955. 4. 10）は、フランス人のカトリック司祭（イエズス会士）で、古生物学者・地質学者、カトリック思想家である。訳者の三雲によると、『神の場』は、一九二六年から翌年にかけて中国の天津で書かれたが、著者のニューヨークでの客死後、一九五七年にようやく作品集第四巻として日の目を見た。本書は長くタイプ印刷によってひそかに回覧されていたという。三雲は、『神の場』を以下のように、ティヤールの根本的なヴィジョンを端的に表現したものとして要約している。

この世は神の生ける手が支配し、働いている世界であり、神が人間と協力してこの世のすべてのものを神にする運動の場である。神の国とは地上の世界とは矛盾対立する二つの世界ではなく、恩恵と人間の労働によって地上の国は完成され、変容されて神の国となる。そのような世界の神化の運動の先頭に立ってすべてを一つにして完成するのが〈進化の推進者〉、〈普遍者〉たる、受肉せる神の子キリストの姿である。／普遍者キリストの受肉したこの現実的世界、そのキリストを頭とし、すべてを肢体として有機的に結合する〈キリストの体〉である教会、自然死を含めたすべての時間を通じて〈キリスト教の現象〉として実現する歴史的生命としてのキリスト教。これらのことを単なる思想としてではなく、言葉の真のレアリスチックな意味で受けとるのがティヤールの見方である。

（三雲（訳）『宇宙のなかの神の湯』訳者あとがき196頁）

オースチン・ファラー（Austin Farrer）は、共観福音書の成立に関する「ファラー説」で知られている。この説はマルコ福音書が最初に書かれたという点では二資料仮説と共通だが、マタイとルカの成立に必ずしも共通の源泉となったと考えられるイエスの言葉資料を想定しないところに独自性がある。彼は、マルコの次にマタイが書かれ、ルカはマルコとマタイを参照して書かれたという説を唱えることで、マタイとルカの並行箇所の存在を説明しようとした。

"Yea, though I walk through the valley of the shadow of death, Thou art with me."は聖書からの引用である。詩編二十三は、旧約聖書の詩編の中の一編。ユダヤ教とキリスト教の両方において、祈りの言葉として愛され、よく唱えられてきた。映画『戦場のメリークリスマス』で、首まで砂に埋められ死ぬまで放置される拷問を受けるセリアズに対し、イギリス兵捕虜たちが歌う賛美歌である。アカペラで始まり、オルガンの伴奏が加わる形で、以下のように歌われている。

The Lord's my shepherd/ I'll not want/ He makes me down to lie/ In pastures green he leadeth me/ The quiet waters by// My soul he doth restore again/ And me to walk doth make/ within the paths of righteousness/ E'en his own name's sake// Yeh though/ I walk through death's dark vale/ Yet will I fear no ill/ For thou art with me and thy rod/ And staff me comfort still// My table thou has furnished/ In presence of my foes/ My head thou dost with oil anoint/ And my cup overflows

スルージ府主教アントニー・ブルーム(Metropolitan Anthony of Sourazh)は、ロシア正教会の府主教。一九一四年、ローザンヌ生まれ。父はロシア帝国Diplomatic Corpsのメンバーであり、母は作曲家スクリャービンの姉である。ロシア革命により、幼児期をロシアとペルシャで過ごしたが、一九二三年にパリに移住し、教育を受ける。物理学、化学、生物学を学び、パリ大学で医学博士号を授与されている。一九四八年まで医師を続けたが、チャプレンとして英国に赴く。二〇〇三年死去。[*1]

いずれにせよ、上記引用の理解は容易ではない。しかし、このあとの、夫であるマリアン氏の絵画を引用しつつの話は、リジリアンスとしてわれわれにもなじみのあるものである。

神は、神ご自身を私たちに与えるために、私たちの人生の喪失を利用されますし、私たちの死による喪失を利用されます。神は、私たちが苦しみと悲しみの中にいるあいだずっと一緒にいて下さるのです。苦しみと悲しみはすべて、神の救済によるストレングスによって満たされます。なぜなら、神は苦悩し、自ら命を落とし、しかも人間の通常の能力以上のものを持たない人としてそれをなされたからです。そして、神は、再び生まれ変わることになりました。これが、ホスピスを導く象徴的メッセージです。マリアン・ブフーズ教授の燃え立つような絵が、言葉はなくとも、復活と新しい生命が私たちすべてにとって真実であることを伝えています。より直接的な宗教的テーマと同じく太陽、森、そして花が、イコンのコレクションを形作っています。(Saunders, 1981)

マリアン・ブルーズ (Marian Bohusz) は、一九〇一年、ポーランドのウィルノー近くの裕福な貴族の家に生まれた。彼はクラコーの美術学部で学んだが、既に傑出した画家であった。一九三九年にギニア防衛戦争に参戦したが、たちまちドイツ軍によって捕虜にされた。心の底から芸術家である彼は、捕虜になっても創作活動を止めることはなかった。仲間の捕虜を集めては絵の教室を開いたり、四〇〇枚もの油絵や紙の切れ端に描いた素描を残した。……一九四五年に解放されたとき、彼はまず最初にローマに行き、その一年後に英国に渡った。そこで彼はポーランド美術学校の校長となり、以来ずっとその地位にいる（du Boulay, 1984/2007)。ソンダースは出会ってすぐに彼に好意を持ったが、彼は既婚者であり、妻とは一九三九年以来会っていなかったが、イタリアとクラスコウにそれぞれ息子と娘がいた。二人が結婚するのは、一九八〇年である。ドウブレイによって二人の出会いは霊感的に記されている。

一九六三年の十二月のことだった。アントーニが亡くなってから三年が経っていたものの、シシリーは彼を失った悲しみから立ち直っていなかった。悲しい気持ちで彼のことを考えながら、公立図書館からの帰り道、車を走らせて、上手な女性のドライバーなら誰でもするようにウィンドウショッピングをしていた。そのとき彼女の目は、ドリアン画廊のショーウィンドウの中にあった一枚の絵に吸い寄せられた。まるで磁石のようにそれに引きつけられた。それは、油彩で描かれた青い十字架像だった。シシリーは車を止めると、ちょうど閉めようとしていた画廊にたどりついた。その日は展示の最終日だった。彼女は一枚一枚絵を見て回り、うっとりとして、心動かされ、その絵をどうしても一枚ほしくなった。彼女はそれまで一度も絵を買ったことなどなかったが、彼女があまりに熱心なので、画廊の主人は、彼女が選んだ『波を静めるキリスト』という一枚を半額で売ってくれた。画家の名はポール・マリアン・ブフーズ＝ジスコといった。次の日、シシリーは画家に手紙を書いた。

（du Boulay, 1984/2007／邦訳 405-406 頁）

この講演で最も注目すべきは、フランクルへの言及であろうか。

私たちは無意味の中にどのようにして意味を

見出すのでしょうか？　ユダヤ人精神科医ヴィクトール・フランクルは、著書『夜と霧（Man's Search for Meaning）』において、アウシュヴィッツでの自らの体験を書いています。彼は、ニーチェの「なぜ生きるかを知っている者は、どのように生きることにも耐える」という言葉を引用しています。強制収容所において、馴れ親しんだ目標がすべて失われるときに、人間の自由の最後の一部がどのように残るのかを記述しています。それは、与えられた状況において自分の態度を選択する能力であり、そこでさえも外からの運命に対して超然としている能力のことです。意味を見出す彼の奮闘は、彼の経験した逆境ほどではないにしても似た状況で意味を探求する多くの人々を助けてきました。私の『夜と霧』は何頁も隅が折られ、何カ所もアンダーラインが引かれ、ほとんど使い物にならないほどです。

（Saunders, 1981）

ヴィクトール・フランクル（Viktor Frankl）は、心理学、精神医学において、人生の意味の重要性を主張して、あまりに有名なウィーンの精神科医。フランクルがラピーデとの対話（『人生の意味と神：信仰をめぐる対話』）において、自ら創始したロゴセラピーについて語った箇所を引用しておこう。

ロゴセラピーは、フロイトとともに、宗教を人類の集合的強迫神経症として、また主なる神を内に取り込まれた父親像などとして、価値を引き下げたりしません。……ロゴセラピーは宗教を人間的現象として百パーセント真剣に受けとめ、性などと同じように真剣に受けとめ、そのことによって何年も、何十年とは言わないまでも、すべてのアメリカの牧師や聖職者、ラビたちを励ましてきました。……彼らのひとりは次のように言いました。「ウィーンなまりの精神科医がやって来て、突然こう言いだす。人間が探求するのは意味であって、快楽が第一ではない、人間はリビドーから成り立つのでも、超自我と自我とエスのあいだの葛藤から成り立つのでもない、人間は環境世界と生化学の産物ではない、等々。この精神科医が言っていることは、次の意味においてほんらい宗教的なのである。人生の意味を信じることが宗教的であるということだ、とアインシュタインがかつて言った意味において、また神を信じるとは人生に意味があることを信じることだ、とヴィトゲンシュタインが言った意味において」。

(Frankl & Lapide. 2005／邦訳 151-152頁)

もう一つ。フランクルは、同じ実存主義と称される人々について、以下のようにコメントしている。

わたしたちがわが身に引き受けなければならないのは、それ故に、カミュやサルトルが説いたような現存在の無意味性ではなく、わたしたちの有限性、つまり、究極的な意味を知的にあるいは理性的に捉えることができないという無能力性です。(Frankl & Lapide. 2005／邦訳 125頁)

ソンダースによるフランクルの文献参照は、これ以前には、一九六七年の"The management of terminal illness"にあるが、それは、以下の一文の根拠を示すためである。「思考において、死の事実が場所を与えられていない人々は、人生をあまり現実的に見つめてはおらず、その重要性について十分に考察することは、この医学領域に適切な研究である」(p.107)。

『夜と霧』の中で引用されたニーチェの発言は、"He who has a why to live can bear with almost any how."であり、第二段階「収容所生活」の「教育者スピノザ」の末尾にある。

強制収容所の人間を精神的に奮い立たせるには、まず未来に目的を持たせなければならなかった。被収容者を対象とした心理療法や精神衛生の治療の試みがしたがうべきは、ニーチェの的を射た格言だろう。「なぜ生きるかを知っている者は、どのように生きることにも耐える」／したがって被収容者には、彼らが生きる「なぜ」を、生きる目的を、ことあるごとに意識させ、現在のありようの悲惨な「どのように」に、つまり収容所生活のおぞましさに精神的に耐え、抵抗できるようにしてやらねばならない。／ひるがえって、生きる目的を見出せず、生きる内実を失い、生きていてもなにもならないと考え、自分が存在することの意味をなくすとともに、がんばり抜く意味も見失った人は傷ましいかぎりだった。そのような人びとはよりどころを一切失って、あっというまに崩れていった。あらゆる励ましを拒み、慰めを拒絶するとき、彼らが口にするのはきまってこんな言葉だ。「生きていることにもうなんにも期待がもてない」／こんな言葉にたいして、いったいどう応えたらいいのだろう。

（Frankl, 1959／池田（訳）128-129頁）

当然、この問いの答えが聞きたいところであり、次項「生きる意味を問う」において、フランクルは以下のように述べている。

ここで必要なのは、生きる意味についての問いを百八十度方向転換することだ。わたしたちが生きることからなにを期待するかではなく、むしろひたすら、生きることがわたしたちからなにを期待しているかが問題なのだ、ということを学び、絶望している人間に伝えねばならない。哲学用語を使えば、コペルニクス的転回が必要なのであり、もういいかげん、生きることの意味を問うことをやめ、わたしたち自身が問いの前に立っていることを思い知るべきなのだ。生きることは日々、そして時々刻々、問いかけてくる。わたしたちはその問いに答えを迫られている。考えこんだり言辞を弄することによってではなく、ひとえに行動によって、適切な態度によって、正しい答えは出される。生きるとはつまり、生きることの問いに正しく答える義務、生きることが各人に課す課題を果たす義務、時々刻々の要請を充たす義務を引き受けることにほかならない。

（Frankl, 1959／池田（訳）129-130頁）

ここでソンダースは、「生きること」が「神」と代替可能だと考えて、大きく舵を切ったのではないだろうか。

講演の締めくくりは、聖クリストファーのテキストと同じ、カミュの『ペスト』からである。

＊注

＊1 http://www.sourozh.org/metropolitan-anthony/ より。

▼文献▲

Camus. A.（1947）La Peste. Paris: Edition Gallimard.（宮崎嶺雄（訳）1969『ペスト』新潮社）
du Boulay, S. (1984) Cicely Saunders The founder of the Modern Hospice Movement, Oxford University Press (Updated, with additional chapters by Marianne Rankin/ 2007)（若林一実他（訳）1989/2016『シシリー・ソンダース』〈増補新装版〉 日本看護協会出版会）
Frankl, V. E.（1947）Ein Psycholog erlebt das Konzentarationslager. Verlag fur Jugend und Volk, Wien
Frankl, V.E.（1959）Man﹅s Search for Meaning. New York: Simon and Schuster.（池田理代子（訳）2002『夜と霧』〈新版〉 みすず書房／霜山徳爾（訳）1961『夜と霧』 みすず書房）

Frankl, V. E., & Lapide, P. (2005) Gottsuche und Sinnfrage, Gütersloher Verlagshaus, Gütersloh（芝田豊彦・広岡義之（訳）2014『人生の意味と神』新教育出版社）

Reynolds, L. A., & Tansey, E. M. (Eds.) (2004) Innovation in Pain Management. Wellcome Witnesses to twentieth century Medicine, vol. 21. London: Queen Mary, University of London.（www.history.qmul.ac.uk/research/modbiomed/wellcome_witnesses/ にて無料公開中）

de Chardin, T.（1960）／（三雲夏生（訳）1968『宇宙のなかの神の場』 春秋社／宇佐見英治・山崎庸一郎（訳）1984『神のくに・宇宙讃歌』 みすず書房／美田　稔（訳）2006『新訳 神の場：内面生活に関するエッセイ』 五月書房）

Ⅲ「よい死に方」(1984)

Saunders, C. (1984) 'On Dying Well'. Cambridge Review, February 27, 49-52.

これは、ソンダースが引退を翌年に控えた六十六歳の論考である。彼女はこれまで、死について、自らの臨床経験の他には主に文学や聖書に依拠しつつ考察を続けてきたが、ここでは歴史学を採用している。

一九八四年、ソンダースは、所長のポストを手放すことにするが、議長として留まり、フルタイムで働き続ける。毎日だった病棟回診が週に一回となり、週末の当直も月に一回となった。トム・ウェストが聖クリストファーの運営を担うことになった。ソンダースでさえ、幹部はそれを期待しており、その変化は驚きというよりも安堵として訪れることを自覚してはいた。公式の申し送りミーティングはクロイドンで行われた。ソンダースは、新しい幹部チームに彼女の今後のヴィジョンについて語るよう招かれ、彼女の引退が同意された。これはすべての関係者にとって傷を残すものであった。トムはソンダースがタクシーの乗り込むのを助け、彼女は雪の中ひとりで家路に着いた。

自らの引退とだぶらせながらソンダースが本論を書いたのかもしれないと考えるのは、深読みだろうか。わずか四頁の短い論考だが、注釈のしどころ満載の秀逸なエッセイである。なにしろソンダースが「よい死に方」を論じるわけだから。まずは、エピグラフである。

死神が誇らしく思うようにこの身をゆだねよう。
〈シェイクスピア『アントニーとクレオパトラ』第四幕第十五場／小田島訳219頁〉
〈原文〉And make death proud to take us.

『アントニーとクレオパトラ』は、シェイクスピアの九つある悲劇のうちの一つ。推定執筆年一六〇七年、初版一六二三年。舞台は紀元前四十から三十年のローマとエジプト。『ジュリアス・シーザー』でローマの三頭政治を担ったマーク・アントニーは、ローマを離れ、プトレマイオス朝エジプトの女王クレオパトラ七世との愛に耽溺している。正妻ファルヴィアの死、ローマの将軍ポンピーの叛乱により帰国するが、最終的に、ジュリアス・シーザーの甥で三頭政治を担っていたオクテイヴィアス・シーザーに対抗し、挙兵する。しかし、アントニーの敗北は決定的となり、クレオパトラは勝手にシーザーに恭順の意を示すが、これを知ったアントニーは激怒する。恐れをなしたクレオパトラは自分が死んだことにして身を隠すが、それを本気にしたアントニーは自害を試み、クレオパトラは瀕死となった恋人を自分の廟に引き上げ、泣きながらその死を看取る。エピグラフに引用された台詞は、そこでのクレオパトラのものである。全五幕の第四幕最後の場面である。このあとクレオパトラは、エジプト女王の正装をして毒蛇に胸を噛ませて自決する。史実では、開幕時のアントニーは四十三歳、クレオパトラは二十九歳、シーザーは二十三歳。恋人たちが死ぬのはその十年後。

例によって、ソンダースの一行引用では引用の意図は不鮮明であるので、当該のクレオパトラの台詞をすべて紹介しよう。

クレオパトラ　もう女王ではない、ただの女、私を支配するのは乳しぼりの娘や、下働きの女と同じょうな、あわれな感情にすぎない。
意地悪な神々にこの王笏を投げつけ、こう言って
やりたい、あなたがたが私の大事な宝石を盗みと
るまでは、この世界も神々の国にひとしかったと。
だがもうすべてはむなしい。
忍耐は愚かなきわみだし、忍耐を破るのは気ちが
い犬と同じ。
それなら罪ではあるまい。
死のお迎えを待たずに、こちらから死の隠れ家に
飛び込んでも。
どうしたの、女たち？
さ、元気をお出し！
おまえまで、チャーミアン！
みんなりっぱな女ではないか！
ああ、ごらん、私のあかりは燃えつき、消えてし
まった！
さ、みんな元気をだして。
この人を埋葬してから、そのあと、りっぱに、い
さぎよく、ローマ人の流儀に従い、死神が誇らし
く思うようにこの身をゆだねよう。
さ、行こう、偉大な魂を宿した器もいまは冷たい。
ああ、おまえたち！
もう私たちに味方はいない、
頼りになるのは、覚悟とすばやい最期でしかない。
（アントニーの死体をかついで一同退場）

あきらかにクレオパトラはここで自決を宣言している。「死神が誇らしく思う」とは、死神が手を下すまでもなく人々が自ら死を選ぶことを指すのだろうか。しかもそれが「ローマ人の流儀に従い」とあるわけだから、当時、日本の戦国時代さながらに、主君の後を追って自殺することは文化的に支持されていたということであろうか。となると、それはそれで「よい死に方」であったわけで、それが本文冒頭「死と死にゆくことへの接近法によって、社会を構成している個人に対する社

会全体としての態度のほとんどが自ずと明らかになる」に接続するわけか。

本論前半では死の歴史が語られるのだが、そこでは、中世から現代に至る西洋人の死への態度を展望したアリエスの『死と歴史』が援用され、そこにヒントンやパークスらの最新の知見が補足されている。大まかに言えば、私たち人類にとって死は、「飼いならされた死（tamed death）」からタブー視された死へと変わったということである。アリエスは『死と歴史』で、西欧における死に対する態度の歴史的変遷を扱うなかで、その変容を「飼いならされた死」、「己の死」、「汝の死」、「遠くて近い死」、「タブー視される死」あるいは「倒立した死」といった類型で特徴づけた。アリエスによれば、中世前期において、人は、死を恐怖の源として忌み嫌うのではなく、むしろ、自然の摂理として淡々と受けいれていた。

死をなじみ深く、身近で、和やかで、大して重要でないものとする昔の態度は、死がひどく恐ろしいもので、その名をあえて口にすることもさしひかえるようになっているわれわれの態度とは、あまりにも反対です。それゆえに、私はここで、このなじみ深い死を飼いならされた死と呼ぶことにしたいのです。（Aries, 1975／邦訳23頁）

一方、今世紀になって、死は、身近な場所から姿を消した。死は「名指しで呼べぬもの」、タブーとなり、できるだけ遠ざけられるべきものとなった。死は醜くて汚れた不快なものとされ、それゆえ隠蔽されるべきものとなった。

人はもはや、わが家で、家族の者たちのまん中で死んではいかず、病院で、しかもひとりで死ぬのです。（同邦訳71頁）

後半、ソンダースは、死と死別に関するタブーに終わりが来るかもしれないという希望のサインが、二、三あると明言する。そして、心理学者たちがケアに関する実践的問題と取り組む人々に新しい洞察を提供したとして、こう続ける。

　フロイトは「戦争と死についての時評」で「無意識においては、われわれはみな、自分の不死性を確信している」(Freud, 1915／邦訳 151 頁) と述べ、ユングによれば、無意識は、当人の態度が死にゆくことに適応するか否かに関心があり、死は「生の意味を充実するものであり、もっとも真の意味における生の目標だと考えるほうが、人間の普遍的（集合的）心に合っている」(Jung, 1934／邦訳 107 頁) とした。彼は、「いまだに間違っているものは何でも正そうとする衝動は、死にゆく人に非常によく見られる」(同邦訳 111 頁) ことを認識している。死にゆく人々と仕事をしている人々は、このような例をたくさん紹介できるし、しばしば、人生において何がしかのことをなし得た人だけでなく、それができなかったと思っている人に対しても、何か言うことを強く願っている。(Saunders, 1984)

少しわかりにくいので、昔の同僚、臨床心理士の山田勝氏に解説を依頼した。まずは、フロイトの「戦争と死についての時評」の二部からの引用である。「ここではソンダースが、人は無意識では死を避けているとするフロイト学説と、死が生の目標だと考える方が無意識の道理に合っているとするユング学説とを対比させているように読めるのだが、実はフロイトの本意は異なっている。フロイトは第一次世界大戦に触発されて、一九一五年にこの『戦争と死についての時評』を書いた。文中でフロイトは自分の死は自分自身では想像できないと述べて、ここでの引用文になるわけだが、その続きでは、自分の不死性を確信しているからこそ、平気で敵の死を願うことができ、戦争も続くことになるとして、『汝が生に耐えようと欲するなら、死の準備をせよ』という言葉で結んでいる。つまり、フロイトもユングと同様に、死を否認せずに正面からとらえることで人として分別ある生き方が開ける、と主張したのである」（山田 2015）。

ユングの発言についても、彼に登場願おう。「ユングは無意識を個人的無意識と普遍的（集合的）無意識とに分けた。前者は個人史の中で抑圧されてきた内容物と意識まで到達しない感覚的痕跡の集まりであり、後者は個人を越えて人類に普遍的な内容物や心的機能からなり、個人の心の真の基礎であるとされた。たとえば、全く異なる文化圏で酷似したイメージやストーリーが発生する現象は、普遍的無意識の働きによると考えられる。ここで言う『普遍的（集合的）心』は、この普遍的無意識を指す。普通、人は生を価値あるものと考え、死を生の停止と考えて恐れるが、この意識的で合理的なとらえ方に対して、ユングは同じ論文で、普遍的無意識の観点から『生の曲線は、最初の休息の状態をかき乱されて上昇し、それから一つの安息の状態に立ち戻る発射物の放物線に似ている』（Jung, 1934／邦訳 99 頁）と述べ、死は生と対立するものではなく、むしろ生の目標だとした。ユングによれば、上記の意識的で合理的な生のとらえ方は、『心理的に孤立していて、自分自身の基本的な人間性に敵対している』（同邦訳 107 頁）、つまり、普遍的無意識に敵対した神経症的徴候なのである。二つ目のユング発言も、ソンダースが引用したこの部分だけでは文意がわかりにくいが、この引用文の直前に、ユングはある症例を記述している。それは聡明な老婦人であったが、彼女は治療中自分の欠点をまったく認めなかった。しかし、命に関わる不治の病いに侵されてから、自ら積極的に自分の問題に取り組み始め、否認していた欠点に限らずすべてを認めると、息を引き取った。ユングはこの症例を通して、無意識は意識の態度が死にゆくことに適応しているかどうかに関心を持つことを、例証しようとしたのであった。したがって、原文は、死に直面している人は、意識のレベルではなく、個人の心の真の基礎である普遍的無意識のレベルでものごとを認めるようになる、という意味だと考えられる」（山田 2015）。

読者もおわかりいただけただろうか？　ソンダースは精神医学のトレーニングは受けなかったもののかなりの読み手であることは間違いない。

死と死別のタブー視に終わりがくるかもしれないという希望の二つ目は、やすらぎを提供するための実践レベルでの進歩である。死にゆく人と生き残る人々の両者が受容とさらなる創造性に到達できる雰囲気を創造するために、多くのことがなされているという。その一例とされたのが、ハーマン・ファイフェル（Herman Feifel）の重要な論文集『死の意味するもの（The Meaning of Death）』（1965）と"New Meaning of Death"（1977）である。1977年版における臨床管理、遺族ケア、そして教育に対する強調は、十二年前の先の版においては書かれ得なかったというのだ。

三つ目の希望は、ホスピス運動によって先導された「改革的医学ケア（reformed medical care）」である。ジョン・フレッチャー（John Fletcher）によれば、その特徴は、宗教的社会だけが過去において唯一行ってきた死にゆく人への貢献と、死にゆく患者の医学的ケアとその家族の医学的ケアに関する近代科学原理が一つになったことにある。死にゆく人は、専門家チーム、巧みな症状コントロール、支持的看護、そして地域資源の活用などによって、自分自身の最大の潜在性において、自らの身体的活動性、精神的能力を最大限に発揮しながら、可能ならばコントロールと自立を得て、死ぬ瞬間まで生きることができるというわけだ。

このような終末期における希望について、ソンダースは以下のような忘れ難い結論を残す。「このような時間が存分に利用されるには、真実の状況についての気づきがある程度共有されなければならない。真実が（圧力をかけられずに）与えられてこそ、家族は一緒に旅をすることができる。一般的に、共有は欺きよりもよほど創造的である」。これが、死のタブー視に関する彼女の抵抗の根拠であることは明らかである。それにしても、"In general, sharing is more creative than deception."

こういう何気ない言い方で真理を突くのは、ソンダースのお家芸だと思う。

さらに、「この段階での個人や家族の成長におけるしばしば驚くべき潜在性は、ホスピスで働く人々のほとんどが、故意に死を早めることの法制化とか『患者を真実から遮断する』自動的政策に対して強い反対意見を抱く理由の一つである」と、安楽死反対の意見を述べてから、彼女は一九七八年のテキスト終章における終末期悪性疾患の治療管理における本質的要素の「⑬意味の探求」の冒頭を再録する。そして、こうまとめるのである。

このような意味の探求は、患者と家族が自らの真実に目覚め、彼らに起こっていることを受容する発見の旅において信頼の雰囲気を創造する。私たちは、ある意味、死と折り合いをつける昔ながらの方法に戻ることもできるだろう。ホスピス運動が実践の洗練への取り組みにおいて確立しようとしている価値感は、コミュニティの保証、個人の肯定、そして遺族への配慮と同種のものである。今日、「よい死」を求める方法はある。このような価値感は、患者が死にゆくところならどこであれ、考慮されなければならない。

(Saunders. 1984)

▼文献▲

Ariès, P.（1975）Essais sur l'histoire de la mort en Occident, Paris: Éditions du Seuil.（伊藤　晃・成瀬駒男（訳）1983『死と歴史：西欧中世から近代へ』みすず書房）

du Boulay, S.（1984）Cicely Saunders The founder of the Modern Hospice Movement, Oxford University Press（Updated, with additional chapters by Marianne Rankin/ 2007）（若林一実 他（訳）1989/2016『シシリー・ソンダース』〈増補新装版〉 日本看護協会出版会）

Freud, Z.（1915）Zeitgemäßes üben Krieg und Tod（田村君江（訳）2010『戦争と死についての時評』フロイト全集14　岩波書店）

Jung. C. G.（1934）The Soul and Death. In G. Adler & R. F. C. Hull（eds.）（1970）The Collected Works of C. G. Jung. Vol. 8. New Jersey: Princeton University Press.（Bollingen Series）（「魂と死」島津彬郎（訳）2000『ユング オカルトの心理学』所収　講談社）

Shakespear, W.（1607）Antony and Cleopatora.（小田島雄志（訳）2013『アントニーとクレオパトラ』白水社）

山田　勝（2015）私信

Ⅳ 「スピリチュアルペイン」（1988）

Saunders, C.（1988）'Spiritual pain'. Journal of Palliative Care, 4 (3), 29-32.

本稿は、シシリー・ソンダース七十歳、満を持しての「スピリチュアルペイン」についての考察である。わざわざ括弧をつけることで、ソンダースが何を示唆しているかが読みどころだ。本文中、スピリチュアルペインという用語は四回しか使用されていないが、スピリチュアルは、「人生全般における道徳的価値に関する考え全域に渡っている」とされ、神ないし人間よりも大きな何かについてのものだとする記述をはずすことで、宗教を越えた広がりが強調されている。また、スピリチュアルペインの本質は、人生の終わりに用意された、無意味というみじめな気持ちだとされ、フランクルへの接近を示している。

それにしても、スピリチュアリティは未だに舌に載せにくいホットな話題である。たとえば、第十六回厚生科学審議会研究企画部会議事録（一九九九年十月二十五日）には、出席委員や専門委員の訳語の統一さえおぼつかない混乱ぶりが鮮やかに記録されている。その中でも引用されている鈴木大拙のような人物がいれば一網打尽であったかもしれないとつい夢想するほどである。鈴木の『日本的霊性』は、私などの手には余るが、冒頭からして、真っ向からスピリチュアリティを取り上げ爽快だ。

「日本的霊性ということを考えて見たいと思うのであるが、そのまえに霊性と精神の区別をしなければならないのである」（鈴木 1944/1972, 11 頁）。

「精神が話されるところ、それは必ず物質と何かの形態で対抗の勢いを示すようである、即ち精神はいつも二元的思想をそのうちに包んでいるのである」（同 15 頁）。

「精神または心を物（物質）に対峙させた考えの中では、精神を物質に入れ、物質を精神に入れることができない。精神と物質との奥に、いま一つ何かを見なければならぬのである。二つのものが対峙する限り、矛盾・闘争・相克・相殺などということは免れない、それでは人間はどうしても生きていくわけにいかない。なにか二つのものを包んで、二つのものがひっきょうずるに二つでなくて一つであり、また一つであってそのまま二つであるということを見るものがなくてはならぬ。これが霊性である。……霊性を宗教意識と言ってよい。……が、がんらい宗教なるものは、それに対する意識の喚起せられざる限り、なんだかわからぬものなのである」（同 16-17 頁）。

そして、こう言い切る。

「霊性の日本的なるものとは何か。自分の考えでは、浄土系思想と禅とが、最も純粋な姿でそれであると言いたいのである」（同 20 頁）。

スピリチュアリティに関するこの議論[*1]は、トータルペインの四層構造を一つの次元と考えるか、スピリチュアリティのみを別の次元と捉えるかに関連している。ソンダースは、スピリチュアルペインの理論化において、フランクルに大きく傾倒していくのであるが、フランクル自身はあくまでも科学者の立場から宗教に立つことを明言しないがために、その中核であるはずの宗教性が捉え難くなる恨みがある。しかし、一九八四年八月にユダヤ教神学者であるラピーデと信仰について語り合った記録が、二〇一四年に邦訳された『人生の意味と神：信仰をめぐる対話』である。ここで、上記問題について、フランクル自身が明確に定義している。

> 心理療法の他の形態とは対照的に、ロゴセラピーは開かれていると、わたしはよく言っています。しかもこの〈開かれている〉ということで確認されるのは、わたしが神学的なものをひとつの次元と捉え、人間学的次元、それ故に心理療法そのものをも越える次元と見なしているということです。／この意味で、〈こころの健康〉の位階の高さが〈こころの救済〉のそれとたんに異なるだけでなく、〈心理療法の目標〉と〈宗教の目標〉も異なる水準にあります。換言すれば、宗教的な人間が向かう次元は、心理療法のようなものがおこなわれる次元とは異なります。／どうしてわたしは次元と言うのでしょうか。次元ということで、たんに厳密な相違、存在論的な相違だけが強調されるわけではありません。それと同時に、わたしが包摂関係と名づけるものが強調されます。英語の方がそのことをもっと容易に表現することができ、「より高い次元はより包括的である（The higher dimension is the more inclusive.）」と言われています。それ故に個々の次元のあいだに排他関係は存在せず、逆に包括関係が存在します。言葉を換えれば、ひとつの真理はけっして他の真理に矛盾し得ないということです。それどころか、より高い次元においてはじめて、より低い次元の真理の本来性が輝きます。
>
> （Frankl & Lapide. 2005／邦訳 9頁）

このように考えるならば、スピリチュアルペインは、心理療法に留まるレベルと、スピリチュアリティがそれを包括するレベルの両方にあると考えるのが妥当である。Frankl, V. E., & Lapide, P. (2005) Gottsuche und Sinnfrage. Munchen: Gütersloher Verlagshaus. 刊行年からして、ソンダースにこれを読む機会はなかったであろう。

前置きが長過ぎた嫌いはあるが、さっそく本文に入ろう。本論は、「定義」、「意味の探求」、「共有」、「無意味さに直面する」、「聴き手の必要性」、「実践に励む」という六部構成である。

まず、「定義」において、冒頭、ルリッシュの痛みの定義を推奨する。「痛みとは、刺激と個人全体とのあいだの葛藤の結果である」。ルリッシュ(Rene Lerich 1879-1955)は、ルリッシュ症候群(大動脈分岐部慢性閉塞症)で名高いフランスの外科医である。天才的手術技量と講演の巧みさでもって多くの有能な弟子を輩出し、ホリスティックアプローチを提唱した。フランス料理とフランスワインに目のない食通で、患者の一人にマチスがいたことから絵画のコレクションでも知られる。一九五八年には切手にもなった。奇しくも、訳出中の二〇一四年十一月十五日の読売新聞「編集手帳」に、彼の『外科学序説』からの引用があった。

「医師は心の奥に、秘められたささやかな墓地をもっている」苦悶にさいなまれて眠れぬ夜、墓地に降りていく。力及ばずして救うことのできなかった患者の霊前に償いを祈る。ソンダースは、続けて、痛みを抱えた個人のケアにおいては、患者の体、家族、そして患者の内的生活にも注意を怠らないようにすべきだと述べる。

そして、「もしも誰かが人生をある程度の平和と満足の中に据えることを望むなら、(患者が最期だと考えるか否かにかかわらず)それをいくらかでも望むなら、どこを見なければならないのか?それは確かにスピリチュアルな次元であって、そこでこそ私たちはスピリチュアルペインを定義できるのではないだろうか?」と問題を設定する。そして、スピリチュアル(霊的:Spiritual)は、「特に、宗教的観点において、霊ないしより高次の精神的特質に関連する」ものとされているが、それ以上のもの、つまり人生全般における道徳的価値

「医師、魂を教導する」からの引用である。ジャガイモ数キロを被収容者が盗み、その名を収容所当局に教えることを被収容者全員が拒んだために、二千五百名が一日の絶食を課された日の夕方、居住棟の班長に促されてフランクルが話した内容である。どうしたら精神的な崩壊で次の犠牲者が出ることを未然に防げるか。

フランクルはまず、生存率は五パーセントと見積もっているが、自分は希望を捨て、投げやりになる気はないと言った。そして、未来が未定であること、苦渋に満ちた現在について語ったあとで、過去は暗い日々を今なお照らす光だと強調した。そして、引用「わたしたちの戦いが楽観を許さないことは戦いの意味や尊さをいささかも貶めるものではない」の箇所である。一段落、紹介しよう。

そしてわたしは最後に、生きることを意味で満たすさまざまな可能性について語った。わたしに関する考え全域に渡っているという。「人生はもうじき終わりそうだという理解は、大切なものを優先し、真実であり価値のあると考えられることを達成したいという願望を刺激するだろう。そして、できはしない、する価値もないという気持ちを引き起こすことだろう。そうなれば、今起きていることの不公正さや過去の出来事の多くにつらい怒りを感じ、結局、無意味というみじめな気持ちが湧く。ここにこそ、スピリチュアルペインの本質があると私は信じる」。そして、次節「意味の探求」へと進む。

「意味の探求」においては、当然、フランクルに言及される。

The hopelessness of our situation did not detract from its dignity or meaning.

これは『夜と霧』第二段階収容所生活の終盤

は仲間たちに語った。横たわる仲間たちはひっそりと静まり返り，ほとんどぴくりとも動かなかった。せいぜい，時折かすかにそれとわかるため息が聞こえるだけだった。人間が生きることには，つねに，どんな状況でも，意味がある，この存在することの無限の意味は苦しむことと死ぬことを，苦と死をもふくむのだ，とわたしは語った。そしてこの真っ暗な居住棟でわたしの話に耳をすましている哀れな人びとに，ものごとを，わたしたちの状況の深刻さを直視して，なおかつ意気消沈することなく，わたしたちの戦いが楽観を許さないことは戦いの意味や尊さをいささかも貶めるものではないことをしっかりと意識して，勇気をもちつづけてほしい，と言った。わたしたちひとりひとりは，この困難なとき，そして多くにとっては最期の時が近づいている今このとき，だれかの促すようなまなざしに見下ろされている，とわたしは語った。だれかとは，友かもしれないし，妻かもしれない。生者かもしれないし，死者かもしれない。あるいは神かもしれない。そして，わたしたちを見下ろしている者は，失望させないでほしいと，惨めに苦しまないでほしいと，そうではなく誇りをもって苦しみ，死ぬことに目覚めてほしいと願っているのだ，と。

（Frankl, 1947／邦訳 139 頁）

この解説は，犠牲の意味，信仰を持っている者には自明のことで締めくくられた。

第三節「無意味さに直面する」では，冒頭から旧約聖書「ヨブ記」に言及し，カーンとソロモンの（今で言うならリジリアンス的）解釈を紹介する。ヨブは「すさまじいまでの内面の苦悩の後でしか到達されないレベルのやすらぎと成熟を発見したのである」。そして，以下の問いを投げかける。「私たちは，無意味さの痛みからの出口を見つけようと悪戦苦闘している人々をどのようにして援助できるのだろう？　私たちはさまざまな背景をもってここに集まってきており、私たちのストーリーは根本的に他者のものであり、しかも私たちは少なくとも今、自分自身が死すべき病いを抱えてはいない。そんな私たちが患者との間に橋を架け、両者が出会い、彼らの探求を助けるなどということができるのだろうか？」解答は論理的である。「すべてのスタッフが痛みのこの特別な領域が表現される瞬間に立ち止まり、耳を傾け、そこに踏み止まる準備があるかどうかは、時間、つまりタイミングの問題である。私たちがその場にいるのは、痛みを取り除いたり、説明したり、あるいは理解するためでさえなく、単に、『わたしと共に目を覚ましている』（新共同訳（新）53頁）ためなのである。イエスがゲッセマネの園で弟子たちに頼んだように。体の痛みやその他の症状を軽減すべく私たちは一生懸命になりうまくそれを成し遂げた一方、スピリチュアルペインも同じ仕方で取り組み解決すべきだと信じるよう誘い込まれたのではないだろうか。非現実的な恐怖は、説明を受けて時に消失するだろうが、多くの苦悩は持ちこたえられなければならない。その痛み自体が、解決ないし新しい見方に導くかもしれないからだ。ヨブ（ウズの地の族長で神の試練に耐えた正義の人）にそれが訪れたように」。

第四節「聴き手の必要性」では、退職後、子どもケア訪問や、読み書き教室、そしてホスピスで時を過ごし、患者と自分自身のあいだに橋を築く驚くべき才能を開花させた元看護師長のことが紹介される。「彼女が言うには、患者たちは決して、何か共通するものを見つけ損なうことはない。その何かとは、往々にして、過去のより幸福な時代と結びついている。これらの結びつきから、そして彼女自身の経験とは異なる患者の経験からも、彼女は話の部分部分を引き出し、それらがひとつの場所に収まり、患者が大切だと考えることの最終的な意味の誕生を聴く」。この深さによって、彼女は、患者が「これが私なのです、そしてそれでよいのです」と言える場所を見つけられるよう援助したのだ。

そして、古代ローマのセネカの申し立てを引用する。「この世界の中で一体全体どこの誰が、私たちの話を聴いてくれるというのだ？　私はここにいる。これが私だ。裸で、傷を負い、秘密の悲嘆に苦しみ、絶望し、背信さえ行い、表現できない痛みと、恐怖、そして見捨てられはしないかと怯えおののく。お願いだから、一日でもいい、いや一時間でも、たった一瞬でもいいから、私の話を聴いてくれないか。さもなければ、私は、自らの恐ろしい孤独、私のたったひとりでいる沈黙の中で朽ち果てていくしかないのだ。おお、神よ、私の話を聴いてくれる人はひとりもいないのですか？」。セネカ（Seneca, Lucius Annaeus c4B.C.-A.D.65）は、ローマの哲学者というよりも政治家である。スペインのコルドバにて、著書を残すほどの修辞学者の父セネカの次男として生まれた。ローマに連れて行かれ、早くから修辞学と哲学を学ばされた。身体衰弱とうつ病のために数年間エジプトに隠棲したが、三十歳でローマに復帰し、元老院ならびに法廷での弁論によって名声を博した後は、波瀾万丈の人生となる。たとえば、ガイウス帝すなわち狂帝カリグラの逆鱗に触れ、処刑寸前の危ういところを帝の愛人の一人のとりなしによって死を免れたり、クラウディウス帝即位の年、四十一年には、カリグラの妹との姦通の罪に問われ、コルシカ島に追放される（陰謀説あり）等々。六十五年、ガイウス・ピソのネロへの反逆の陰謀が失敗に終わったとき、セネカはそれに加担したとの嫌疑を受け、ネロの命令によって自殺を遂げた。*2 セネカの白鳥の歌と思われるソンダースの引用文は出典が明記されておらず、岩波書店の『セネカ哲学全集』を拾い読みする程度では、とても見つけられなかった。[*3] ただ、興味をそそられる点はいくつかあった。たとえば、「摂理について」（第一巻、6頁）の冒頭はリジリアンスを思い起こさせるものだし、偽作が確定的であるにもかかわらず全集に収録されている「不幸の治療について」（第四巻、377-403頁）は、正直おかしい。また、「倫理論集五十六」（第五巻、211頁）の一場面など、昨今人気を博した銭湯マンガ映画を彷彿とさせる。多少重いが、いつかまた、図書館から六冊揃いで借り出したいものだ。セネカには、緩和ケア的仕事として、「慰めの書」という公開前提の手紙が以下の三通残されている。①マルキアに寄せる慰めの書（セネカ哲学全集第一巻）、②ポリュビウスに寄せる慰めの書（同上第二巻）、③ヘルウィアに寄せる慰めの書（同上第二巻）。

　第五節「共有」では、痛みの傍に踏みとどまることは難しいが故に、仕事の中でグループ全体からの支持が必要だとしたあと、再びヨブを引用する。ヨブの友人たちは、結果的に、しばしば批判されたが、彼らは遠くからやってきてヨブを取り囲み、連帯の意思表示として衣服を貸し与え、沈黙を守りながら長い間彼の傍に座り続けた。そして、ヨブ自身がはじめて口を開くまでは、彼らは決してその不適切な答えは持ち出さなかったのである。ヨブが自分自身の痛みに深く分け入り、最終的に神のヴィジョンに直面するのは、部分的にではあれ、友人たちに対する憤りの中においてである。ヨブは、神によって、その神秘の中、新しい謙虚さと人間の条件についての受け入れを得る。このことを確認した後で、ソンダースは言う。「人間の人格というものは神秘的である。特に、もしも私たちが人生の物語の最後のごく一部ではなく、そのすべてを見つめようとするときには」。これはどういうことか？　おそらく、結果的にネガティヴに評価されようとも、ヨブが通過した対話の重要性を支持しているのだと思う。

最終節「実践に励む」では、体のケアの大切さが再度強調され、本論は以下のように幕を閉じる。「身体的ニードに対するケアが、言葉にならないスピリチュアルペインに対して私たちが提供できるすべてなのかもしれないが、患者が最終的に死のもう一つの側の真実に直面するとき、それで充分なのかもしれない。私たち自身の痛みは、もしも相手に提供すべきもので相手の利用を願うものを静かに手渡すことができるなら、耐え易きものとなるだろう。もしも今度は私たちが、意味の探求、つまり自分自身のストーリーの受容、そして究極において善き信じるに足る創造の場所の受容の探求を続けるならば」。

＊注

＊1 臼田 寛・玉城英彦・河野公一（2000）ＷＨＯ憲章の健康定義が改正に至らなかった経緯 日本公衛誌，47（12）：1013-1017. も必読資料である。

＊2 Tacitus, C.（117）Annales（国原吉之助（訳）1981『年代記』岩波書店 第15巻 62-64 頁）参照。

＊3 英訳文からすると、当時読まれた Taylor Caldwell の "The Listener" からの孫引きのようである。

▼文 献▲

Frankl, V.E.（1947）Ein Psycholog erlebt das Konzentarationslager. Wien: Verlag fur Jugend und Volk./Frankl, V.E.（1959）Man's Search for Meaning. New York: Simon and Schuster.（池田理代子（訳）2002『夜と霧』〈新版〉みすず書房／霜山徳爾（訳）1961『夜と霧』みすず書房）

Frankl, V. E., & Lapide, P.（2005）Gottsuche und Sinnfrage. Munchen: Gutersloher Verlagshaus.（芝田豊彦・広岡義之（訳）2014『人生の意味と神：信仰をめぐる対話』新教出版社）

Jung. C. G.（1934）The Soul and Death. In G. Adler & R. F. C. Hull（eds.）（1970）The Collected Works of C. G. Jung. Vol. 8. New Jersey: Princeton University Press.（Bollingen Series）（「魂と死」島津彬郎（訳）2000『ユング　オカルトの心理学』所収　講談社）
鈴木大拙（1944/1972）『日本的霊性』 岩波書店

V 「声なき人のための声」(2003)

Saunders C. (2003) 'A Voice for the Voiceless.' In B. Monroe & D. Oliviere (eds), Patient Participation in Palliative Care. A Voice for the Voiceless. Oxford: Oxford University Press, 3-8.

本論が収録された二〇〇三年刊行の著作を編集したモンローとオリヴィエールはどちらも聖クリストファーのスタッフである。聖クリストファー四十周年記念を祝す、その次の編集本であるMonroe, B., & Oliviere, D. (Eds.) (2007) Resilience in Palliative Care: Achievement in Adversity. Oxford University Press. では果敢にも緩和ケアにおけるリジリアンスを取り上げている。ちなみに、リジリアンス研究の主要テーマについてPsycINFOで二〇一四年の文献を検索した二平義明氏によると、がん領域は、貧困、災害、児童虐待に続いて四番目に多く、そのあと、難民、いじめ、高齢者介護がくるという。

ところで、最愛の夫、マリアンは、一九九五年一月二十八日に他界した。聖クリストファーには六週間の滞在であった。ソンダースは次のように語っている。

彼は、静かに幸せな生活を送った後、穏やかに、そして最後はむしろ突然、こっそり去りました。この最後の数か月の間、彼は私に「私は十分に幸せだった。私は人生でやるべきことをやってきた。今、私は去っていく準備ができている」とよく言いました。…私たちは地元のカトリック教会ですばらしい追悼ミサを行いました。…教会の一方ではローマ・カトリックの聖餐が行われ、もう片方ではイングランド国教会式の聖餐が行われ、そしてほとんどすべての会衆が皆、参加できるのはうれしく思います。彼の素敵なヴァイオリニストの友人であるダミアン・ファルコウスキが、最初と最後に〈揚げヒバリ（Lark Ascending）〉のソロの部分を弾きました。

（du Boulay. 1984/2007／邦訳 489-490 頁）

ヴォーン・ウィリアムズのこの曲は、ソンダースの大のお気に入りだった。聖トマス教会で下働きしていたとき、彼女は合唱隊で歌うのが好きだったが、時折、ウィリアムズ自身が指揮をしていたという。

続いて、晩年のソンダースを描写しておこう。彼女は、多関節炎のため一九九六年と一九九九年に膝関節置換術を受けるが、二〇〇二年には乳がんと診断され、乳房全摘出術も受けている。さらに、二〇〇四年に背中の痛みが骨がんだと判明すると、骨盤再形成手術にも挑戦する（乳がんの骨メタか否かは、本解説執筆時、筆者に情報はなく、ランキンの追補には単に Bone Tumor とある）。

彼女の最後の仕事は肖像画のモデルになることだった。メリット勲章のメンバーは王立コレクションのクイーンズ・ギャラリーに収蔵される肖像画に描かれるのが恒例で、彼女も一九九一年にジョージ・ブルース（George Bruce）によって描かれているが、その肖像画はめったに公開されない。そのため、二〇〇四年にナショナル・ポートレート・ギャラリーによって彼女の肖像画が委託された。彼女は、キャサリン・グッドマン（Catherine Goodman）を画家として選んだ。こうして一回一時間半のモデル業が週一回、入院期間をはさんで一年以上続くことになった。幸運にもキャサリンはソンダースの傷つきやすさを理解できる人だった。ソンダースは、クラシック音楽をＢＧＭに、家族や自らの人生、そしてもちろん聖クリストファーに至ったものごとをあれこれおしゃべりした。二人は読書について語り合うのを好んだが、特に、マーガレット・スプフォード（Margaret Spufford）の『祝典（Celebration）』はどちらもが読んでいて、その痛みと苦悩の自伝にソンダースは深く共鳴していたという。皮肉なことに、ソンダースは麻薬の副作用が強く出る体質であった。死を前にして、彼女の信仰は「岩のように固かった」が、彼女の感情はそうはいかなかった。そして二〇〇五年二月、彼女は聖クリストファーに居を移す。四月二十五日には、ナショナル・ポートレート・ギャラリーにて肖像画[*1]の除幕式が行われ、旧知の人々との交友を温める。ソンダースは二人の共同作業に満足していたという。

　しかし、遂に二〇〇五年七月十四日、声なき人のために声を上げてきたソンダースの身体的な声が消えるときが訪れた。その日は、聖クリストファーに最初の患者が入院してちょうど三十八年目に当たる日であった。ソンダースによって移設された聖ジョゼフの鐘が実に久しぶりに打ち鳴らされ、人々は黙祷したという。同月二十九日の朝には近親者のみで葬儀が行われたが、そこでも、マリアンの葬儀同様、ファルコウスキが『揚げひばり』を奏でた。

　前ふりの最後として。ソンダースは、亡くなる二、三年前のカンファランスで、今これから医学の研修を受けるとしたら、どの領域に進むかと問われ、即答した。「認知症です」。その問いについて前々から考えていたことはあきらかだったという（Overy & Tansey, 2013）。

　さて、本稿はタイトル通り、声なき人、つまり患者の声を伝える論考であるが、患者の話を聴きましょうなどというものではない。そうではなく、患者の声がいかに医療者を動機づけ、治療の役に立ち、さらには緩和ケア・ホスピス・ムーヴメントを促進するかを示している。ソンダースが綿密な臨床研究を進めると同時に、一度聴いたら忘れ難いストーリーによって多くの人々を動かした、そんなストーリーが（思い出されるままにであろうか）並べられた論考である。

たとえば、デイヴィッド・タスマのストーリーである。

「彼は『何かリラックスさせてくれるもの』を求めた。私は、暗唱できる詩編をいくつか繰り返していたが、代わりに別のものを読んであげようと言った。すると彼は『いらないよ。僕は唯一、君のあたまとこころの中にあるものが欲しいんだ』と言った。以前、彼は、自分は不可知論者になったと言っていたが、こう付け加えた。『僕は、君が好きだからという理由だけで自分の信じることを言うほどに、君のことが好きなんだよ』。亡くなる前に彼は、最も理解のある病棟シスターに、自分は父親たちの信仰に戻ったと語った（彼の祖父はラビだったのである）。彼の死後、私は、彼が霊の自由の中でやすらぎに向けて心穏やかな旅をしたことを強く確信していた」。

ソンダースは、東ロンドンにある聖ジョゼフ病院でアイルランド愛の姉妹会と共に七年間、「終末期の疼痛の性質と治療管理（The Nature and Management of Terminal Pain）」（Saunders, 1967）に関する広範な研究を続けていたとき、患者の多くのオーディオ録音記録を始めたのだが、その実例も紹介されている。一九六四年にBBCラジオの『ウィークス・グッド・コーズ・アピール』の一部として放送されたものや、悪い知らせを伝える責任についての議論や講義において何度も使われてきた特別なやりとりも再録されているようだ。「AM氏は単刀直入に訊ねた。『私は死ぬのですか？』私は同じくらい直裁にシンプルな返事をした。『そうです』。なぜなら、そのような誠実さ以外のいかなる返答も彼の尊厳を侵すことになるからだった。『それを私に言うのはつらかったですか?』と彼は訊ねた。『ええ、そうです』と私が答えると、彼は『ありがとう、言われる方もつらいです。でも、言う方もつらいでしょう。ありがとう』。このような会話はつらいものである。私たちは、相手に同伴するのであれ、誰かの助けを保証するのであれ、患者にやっかいな旅を強要していることは認識していなければならない」。

最後は、ポッサム（Possum）という初期のコミュニケーション機器を使って「耐える身で言うなら」というタイトルのエッセイを『ナーシング・タイムズ（Nursing Times）』に書いたＴＨ氏の言葉で締めくくられる。その中で、彼は、神経筋疾患やその他の重篤な疾患を抱えた患者のケアをする人々のためにたくさんの有益なヒントを記している。

病院の中で、職業的訓練を受けていない唯一の人間が患者であるということは、ばかげたことだ。新しく奇妙な環境に不時着した者が、（自分自身を助けるためにすべてのスタッフから首尾良く提供される親切や寛容、それに善意の驚くほどの富に自らを合わせ、それらの利用を援助されるべく）何らかの指示を受ける必要があることを受け入れるという理解は、おかしなことだろうか?

患者が理解しなければならないことは、すべてのスタッフがどちらかと言えば特別な人ではあっても、正常な人間の感情を持ち反応をする人々であることだ。彼女たちは、とてもきつい仕事をこなし、不面目な給金でみじめな時間を働き、そして私生活における苦難を共有している。すべての患者は自分たちが受けるケアに対して感謝しているが、彼らの多くは、自分たち自身の行動がいかに彼女たち、およびすべての人々の幸福に貢献しているのかは理解していない。

患者は教育され得ると示唆するからといって、あきらかだが慎重な何かを目論んでいるわけではない。気の置けないおしゃべりは、多くのことを達成することができる。すべての患者が、日常的なルーチーンから当人の個人的治療や病態にわたるすべての事柄について、それが何なのか、なぜそうするのか、そして何のためにそうするのかを知る権利がある。患者の誰ひとりとして、絶えず不満を言い募り、失礼な態度を取り、粗野な振る舞いをし、嫉妬し、自分勝手をし、無思慮であったり、そして（自分たち自身をスタッフや親戚、そしてその他のすべての人々との関係性において抵抗を生じるような、自分自身を魅力のないものとする）いかなる卑劣な行為に出る権利を持っていない。基本的なレッスンはシンプルなものだ。自己の利益となるような最も偉大な行為は、できるかぎり無私の立場を貫くことである。

（Holden, 1980）

これに添えて、ソンダースは以下のように述べている。「これらの声に補足すべきことはほとんどない。それらは、私の記憶の中にこだましているし、人々が順に聴くべき側に回った世界中のたくさんの人々を刺激してきた。患者こそが、今や緩和ケアの専門として受け入れられた発展の創始者なのである」。

＊注

＊1　以下のサイトでその肖像画は閲覧可能である。
Dame Cicely Mary Strode Saunders by Catherine Goodman: Oil on canvas, 2005
35 7/8 in. x 27 7/8 in.(912 mm x 707 mm) Commissioned as part of the First Prize, BP Portrait Award, 2002, 2005
NPG 6704
http://www.npg.org.uk/collections/search/portraitLarge/mw75233/Dame-Cicely-Mary-Strode-Saunders

▼文献▲

du Boulay, S.（1984）Cicely Saunders The founder of the Modern Hospice Movement, Oxford University Press（Updated, with additional chapters by Marianne Rankin/ 2007）（若林一実他（訳）1989/2016『シシリー・ソンダース』〈増補新装版〉日本看護協会出版会）

Overy, C., & Tansey, E. M.（Eds.）（2013）Palliative Medicine in the UK c.1970-2010. Wellcome Witnesses to twentieth century Medicine, vol. 45. London: Queen Mary, University of London.（www.history.qmul.ac.uk/research/modbiomed/wellcome_witnesses/ にて無料公開中）

Holden, T.（1980）Patiently speaking. Nursing Times, June 12, pp.1035-1036.

Saunders, C.（1967）The Management of Terminal Illness. London: Hospital Medicine Publications.

おわりに

本稿には、ソンダースの中期および後期論考の流れをたどり、その特徴をあきらかにするなどという大それた目的はない。どちらかというと、CDのライナーノートのようなものだ。思えば、翻訳の作業タイトルには、『シシリー・ソンダース　グレーテスト・ヒット』を使っていた。クラーク教授がソンダースとの論文選択中に発案却下されたものである。これが悪くないのは、音楽がもともとスピリチュアルだからだ。たとえば、レナード・コーエンは時代の楽曲となった自らの『ハレルヤ』についてこう語る。

「ハレルヤとはヘブライ語で、『神に栄光あれ』という意味だ。この歌は多くの種類のハレルヤが存在することを説明している。完全なハレルヤも壊れたハレルヤも同等に価値のあるものだと私は言っているのだ。なんらかの公式な宗教的方法に頼らずとも、熱狂的に、かつエモーショナルに人生を信じることを肯定したいという願いだ」。

シシリー・ソンダースを生きながら伝説になった人としてではなく、今こそ読み込むべき人として、再訪されたい。一九六四年のトータルペイン提唱、一九七八年にはあきらかになるBPS的移行、そして一九八一年から一九八八年にかけてのフランクルの圧倒的影響が、彼女の神秘体験やリジリアンスを示す伝記的重要年とはまた異なって、彼女の研究者としての変容の年として浮かび上がれば、書き手冥利に尽きる。トータルペインとBPSは宗派を越え、スピリチュアルペインと実存的苦悩、ひいては宗教を越えたスピリチュアリティと健康の定義に至る、その相克が今、あきらかになろうとしている。

解説❷ トータルペイン再訪

耳をかたむけて記録すればするほど、私は、芸術が人間の内面の多くのことに気づきもしないことを強く確信するのです。ことばがすべてを語れるかというと、そうではなく、絵の具がすべてを描けるかというと、そうではなく、音にすべてが与えられているかというと、そうではなく、祈りにすべてが秘められているかというと、そうではないのです。

――スヴェトラーナ・アレクシエーヴィチ『死に魅入られた人びと』より

まず読んだのは、『ターミナルケアの哲学』(Saunders, 1978b) である。より正確に言うなら、そこに掲載された図に圧倒的な衝撃を受けたのである（図1）。

'Total Pain'
Physical
Mental
Societal
Spiritual

図1　トータルペイン

これを図と言うソンダースの大胆さに二の句が継げなかった。これは図ではなく、詩である。と同時に、マクヒューとスラヴニーによるバイオサイコソーシャル（BPS）モデルに対する（史上初の）批判が即座に脳裏をかすめた。BPSモデルは料理のレシピではなく料理材料のリストに過ぎないと。詩かリストか？

　こうなると、もうソンダースの論文集を読まないわけにはいかなくなった。緩和ケアの基本的臨床概念がトータルペイン（Total Pain）にあることは、言を俟たない。しかし、そもそもその概念自体がどこでどのようにして生まれ、どのように定義され、どのような影響下において変遷し、そしてそれは結果的にどのように緩和ケア実践に影響したのか（Clark, 1999）。本論は、トータルペイン概念の変遷にBPSモデルとフランクルの実存主義が大きく影響したのではないかという仮説の下、文献的にその経緯をたどる試みである。

Q1　トータルペイン概念は、いつ、どこで、どのようにして確立されたのか？

　トータルペインは、シシリー・ソンダースが聖ジョゼフ・ホスピスにおける臨床実践を基に一九六四年に提唱した臨床概念である。その用語の初出論文から始めるのが筋ではあるが、トータルペインという用語自体はないものの、そのインスピレーションをその直前に最も鮮やかに描いた論文を引用しておこう。ソンダースの長年の同僚であるメアリー・ベインズ（Mary Baines）も、英国の緩和ケアの歴史についてのオーラルヒストリー記録文書において、そう証言し、この文献を引用している（Overy & Tansey, 2013）。その論考はNursing Mirrorという新聞に掲載されたものであり、死の前日でさえも笑顔を浮かべた患者の写真が何枚も掲載されており（図2）、最終頁の下欄には新しいホスピスへの寄付も呼びかけられている。

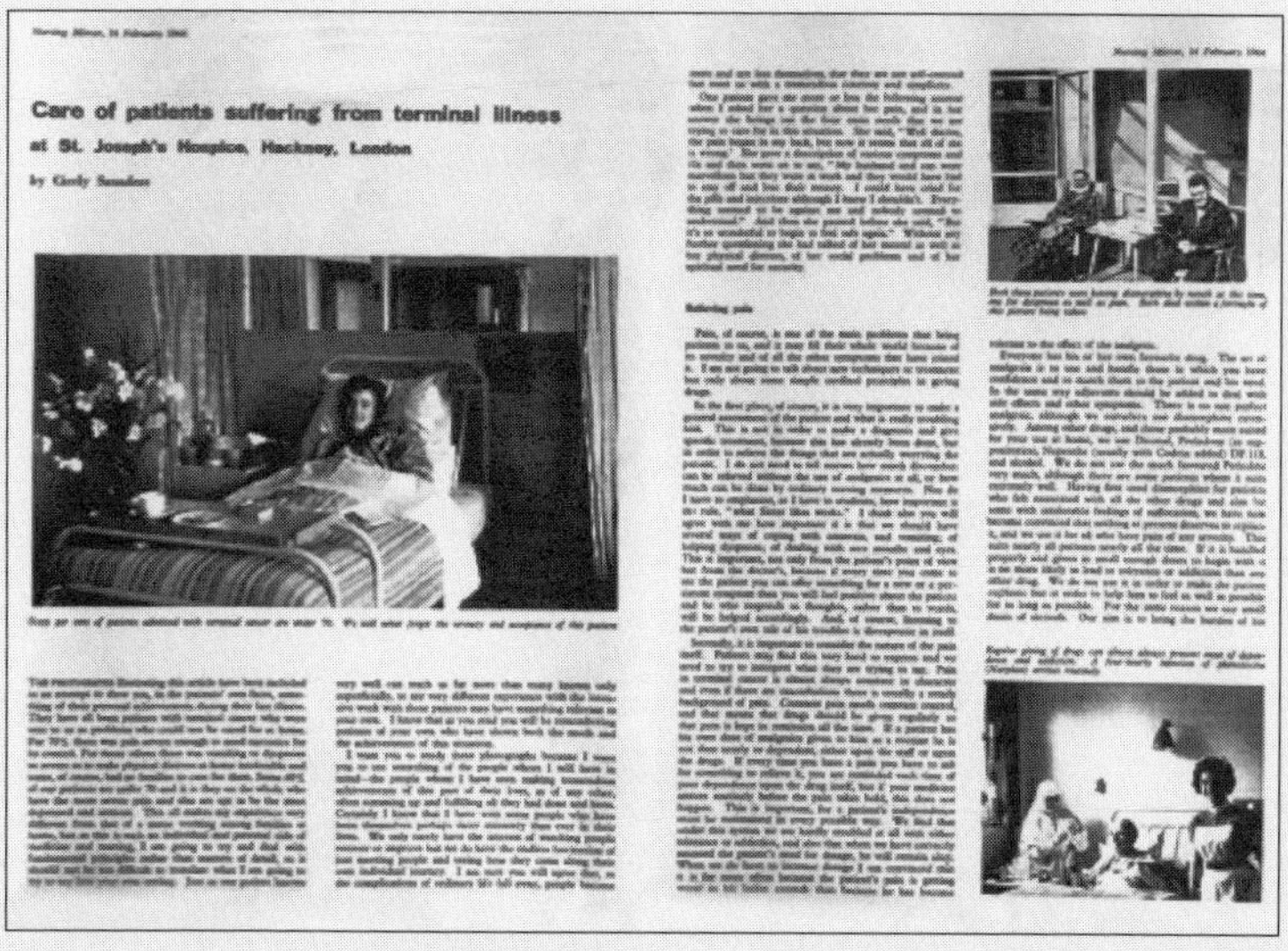
Care of patients suffering from terminal illness
at St. Joseph's Hospice, Hackney, London
by Cicely Saunders

図２　終末期疾患に苦しむ患者のケア：聖ジョゼフ・ホスピスにて（Saunders, 1964a）

私がある患者に痛みについて訊ねたとき、だいたい以下のような答をくれた。その答の中で、彼女は、この状況において私たちがケアしようとする四つの主たるニードをあきらかにした。彼女はこう言ったのである。「先生、痛みは背中から始まったんですけど、今では私のどこもかしこもが悪いみたいなんです」。彼女はいくつかの症状について説明し、こう続けた。「夫と息子はよくできた人たちですが、仕事があるので、ここにいようと思えば、仕事を休まなければならず、そんなことをしていては貯金も底をついてしまいます。飲み薬や注射が必要だって叫べばよかったのですが、それはしてはいけないことだとはわかっていました。何もかもが私に敵対しているようで、誰からも理解されていない感じでした」。そして、次の言葉を口にする前に、すこし沈黙した。「でも、もう一度穏やかに感じることができて、とても幸せです」。それ以上質問するまでもなく、彼女は自らの体のつらさと同様心のつらさについて、そして社会的問題ややすらぎを求めるスピリチュアルなニードについて語っていたのである。

(Saunders, 1964a)

一方、トータルペインという用語が初めて登場した論文は、ソンダース自身が語り（Raynolds & Tansey, 2004）、自身で注をつけたように（Saunders, 2004）、医師向けの雑誌『Prescribers』の論考[*1]である。トータルペインは、冒頭で、以下のように幾分医学的に記述されている。

　疼痛は、私たちの施設への入院患者の七十パーセント以上に認められる主訴であるが、患者がそれだけを理由に受診することや治療されることは稀である。それを描写しようと試みる患者は、「私のどこもかしこもが悪いみたいなんです」という言葉を使い、体の他の症状について語るだけでなく、自分たちの心のつらさや社会的ないしスピリチュアルな問題に関する描写もそこに含めるのである。この「トータルペイン」の多くは、鎮痛剤なしでも消すことができる。同時に、体の症状に対して注意を払うことにより多くの不安や抑うつを軽減することができる。

(Saunders, 1964b)

定義というには、あまりにおおまかなものであるが、事実、この時点ではこの限りである。この論考の大半は、緩和ケアのマニュアル的記載で占められている。しかし、現代のわれわれが痛みは身体的要素のみではないと当然のように考えるのとは違い、身体的疼痛が痛みなのだと信じられていた当時に、これはかなりのインパクトがあったのではないだろうか。この二年後に、ソンダースは、さらなる強調点を追加している。

> 死は、キリスト教のフロンティアにおいて主要な関心であるが、そのことは、しばしば忘れられがちである。そこは、体と心、およびスピリチュアルなものが出会う未開拓分野である。だから、ある患者は自分の痛みを表現しようとして、単にこう言った。「それは背中から始まったのですが、今では私のすべてが悪いようです。」この種の「トータル」ペインには、身体的、精神的、社会的、そしてスピリチュアルな要素がある。患者はその言葉において、そして私たち医療従事者はそのアプローチと治療において、どちらも、これらのひとつふたつを別々に取り扱うことはできないのである。
>
> (Saunders, 1966)

痛みが要素別に取り扱うことができないと明言されていることは、当然、特記すべきことだが、トータルペインという概念において、患者と医療従事者のどちらもそれができないとされていることこそ重要ではないだろうか。翌年の一九六七年にソンダースは、聖クリストファー・ホスピスを開設している。

トータルペインは要素別に取り扱うことができないとう考え方に最初の変化の兆しが見えるのは、一九七六年のコロンビア大学の医学生講義でプラウドフットから"Pain"という言葉の選択について批判された際（Proudfoot, 1976, pp.248-249）である。ソンダースは、「私は、彼らにもっと広くものごとを見てもらいたいし、家族をひとつのケア単位として、そして患者を単なる身体的状態ではなく全体的な人間として見て欲しいがために、故意に、『精神的ペイン』、『社会的ペイン』などという言葉を使った」(Saunders, 1976, p.251）と述べたのである。それは、二年後刊行の『終末期疾患の治療管理』の最終章「ターミナルケアの哲学」でも温存されている。

ここに書かれていることのほとんどは、気持ち、つまり当人の感情的苦悩と家族の苦悩に関連している。これらが、しばしば「トータルペイン」という複合体を作り上げると記述されてきたものであり、患者が私たちのところを訪れるまでしばしば耐え忍んでいるものだ。……「ペイン」という言葉の使用は、学生や医療従事者が死にゆく患者の苦痛に関するさまざまな局面から目を離さないように慎重に刺激する試みであり、鎮痛薬の要請を超えて、人間理解と実践的社会的援助に向かうべきものである。だからといって、薬剤の使用を排除するものではないが、薬剤を全体の中で理解するものではある。（Saunders, 1978b）

一方、本解説の冒頭で紹介した四行詩の「図」は、この論文に掲載されたものであり、それは、Saunders（1964a）で紹介された患者の語りを語られた順に並べたものであり、あくまでも患者の主観的表現である。さらに、このテキストの口絵には、肺がん患者自らが描いた「痛み」の絵が掲載されている（図3）。ちなみに、この絵はクラークの編集本には収録されておらず、原典を読むことがいかに重要か理解される。これは、ソンダースがトータルペインを示すシェーマとして、ある意味、同意したものと考えられよう。彼女は、こう解説している。

HY氏は、彼がベッドの上で体を伸ばしたときに自らを取り囲む痛み（pain）を完全に（totally）描写している。彼は私たちに向かって、渦巻き状の図を緊張からくる「筋肉の痛み」として描いている。これは具体的には、治療された急性の痛みであった。しかし、絵は、特別な治療のない慢性疼痛の患者の多くの気もちを表現している。（Saunders, 1978a）

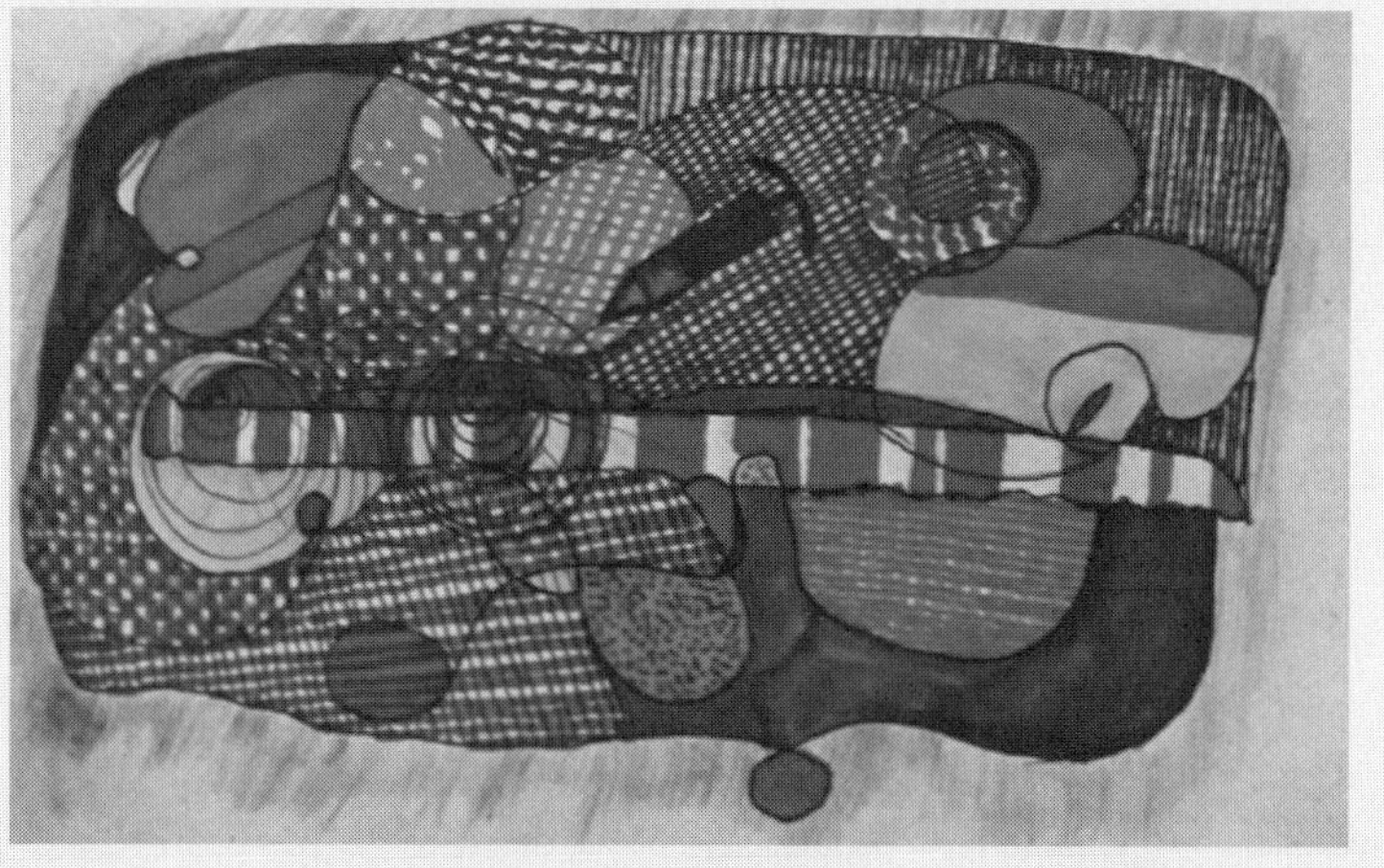

図３　ソンダース『終末期疾患の治療管理』の口絵：HY 氏の痛みの絵
（Saunders, 1978）

グリューンバルト（Grünwald）の古典的な空間象徴理論に従えば，上下は意識／無意識を，左右は過去／現在／未来という時間の流れを象徴するわけだが，筋肉の痛みは，意識と無意識の境界線上，現在に位置している。身体的痛みを表す渦巻きの背後にあるおどろおどろしい図柄は，心理社会的およびスピリチュアルな痛みであり，身体的痛みよりはるかに大きいものと読み取れる。

結局，トータルペインは，主観的表現であることに間違いなく，マンダラや草間弥生の絵画を連想させる深みのあるものにもかかわらず，トータルペインの四つの要素は同じ次元で分析介入可能なものとされ，「別々に取り扱うことはできない」（Saunders, 1966）という考えは，ここで修正される。さらに，「ペイン」という言葉の使用によって，それは学生や医療従事者にとって観察ツールへと誘導されていく。もちろん，ここでエンゲルのバイオサイコソーシャル・モデルが連想されるだろう。ソンダースのトータルペインとエンゲルによる痛みのBPSの相違は、スピリチュアリティの有無だけなのかどうか？

Q2　痛みのバイオサイコソーシャルとは何か？

痛みのBPSとは、おおまかに、痛みの程度が身体的要素だけでは決定されず心理社会的状況に大きく左右されること、それゆえ痛みを軽減するには多様な治療介入が必要だと強調するものと考えられている。

BPSモデルが論じられるときに必ず引用されるのが、エンゲルの「新しい医学モデルの必要性：生物医学への挑戦」と題された論文である。BPSという用語はないが、以下のように実質的な定義が行われている。

「人間を心理生物学的統一体として考えることにより、医師は、患者が持ち込むいかなる問題をも評価し、その他の援助職への紹介も含め、患者が取るべき行為を推薦する責任を負うことになる。それゆえ、医師の職業上の基本的知識や技術は、社会心理学的、および生物学的側面を網羅していなければならない。なぜなら、患者のための医師の決定と行為は、これら三つのすべての領域に絡んでいるからである」(Engel, 1977, p.133)。

一方、三年後に発表された「バイオサイコソーシャル・モデルの臨床応用」と題された論文では、不動産業セールスマンであるグローバー氏という五十五歳の既婚男性の心筋梗塞の二度目の発作に対する救急治療を例に挙げ、エンゲルはBPSモデルを説明した。否認傾向の強いグローバー氏が上司の要領を得た誘導により救急外来に搬送されたときには治まってきていた発作も、動脈穿刺の失敗とそれに端を発する医師への不信を期に、心停止する。しかし除細動により事なきを得たという計三時間十五分を報告するものである。慢性疾患ではなく、誰もがバイオロジカルな急性期治療に尽きると思う事例をわざわざ取り上げていることからして、エンゲルの並々ならぬ自信のほどがうかがえる。しかも、p.535冒頭において彼は「この新しいモデルは、システム論的アプローチに基づいている」と断言している（図4）。実は、これが肝である。なぜなら、これによって、バイオ、サイコ、ソーシャルの各レベルでの通り一遍の対応では済まない話になるからである。システムの特徴を思い浮かべてもらおう。大まかには四つある。①全体性、②非総和性、③等結果性、多結果性、④非直線的因果律、円環的因果律である。少なくとも、②からは、三つのレベルでの観察をあとで加算しても、患者という総和は得られないということになる。ＢＰＳの実現可能性については、最終頁に以下のように記されている。

> バイオサイコソーシャル・モデルは医師に不可能な要求を押しつけるものだと言う人たちがいる。それではポイントがはずれている。このモデルは、患者ケアにおいて既に取り組まれていること以外の何も追加することはないのだから。む

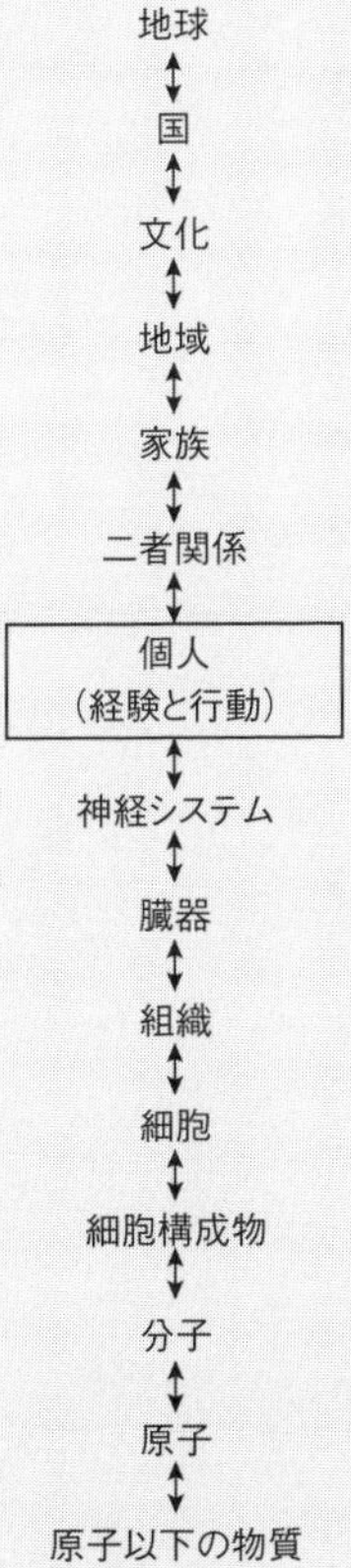

図４　BPSモデル
（Engel, 1980）

しろ、今では合理的アプローチから排除されてしまった領域において医師が合理的な行為に出るための概念枠組みと思考法を提供するのである。さらに、医師が（今やその重要性を直感的に認識する医師によってさえも見慣れぬ縁のないものとされる規律・訓練である）心理社会的領域において、より多くの情報を得て技術を獲得するよう動機づける。そして最終的に、このモデルは、病いの決定的因子というよりはささいなことであるとしばしば証明されることの多いことをあまりにしばしば浪費する還元的追求への対抗措置ともなる。バイオサイコソーシャルな医師は、基本原則、言語、そして適切なレベル毎の基本事実に関する作業知識を持つよう期待されているが、すべてのレベルにおけるエキスパートであることを期待されているわけではない。

（Engel, 1980, p.543）

米国では、一九七三年にボニカ（Bonica, J. J.）によってＩＡＳＰ（The International Association for the Study of Pain）が設立され、痛みのＢＰＳモデルはそこで広く受け入れられたようである（Wall, 1979）。一方、先述のソンダース編纂テキストが完成した（つまりトータルペイン概念が一応確立した）のが一九七八年と、エンゲルのＢＰＳモデル元年の一年あとであるため、トータルペインの成立・発展にＢＰＳモデルが影響したのではないかと考えられる。[*2] 北米への講演旅行を頻繁にこなしたソンダースであれば、ＢＰＳモデルについて知らなかったとは考えがたく、エンゲルとて、トータルペイン概念をそれまで聞いたこともないなどということもまずなかろう。[*3] しかし、（私の知る限り）両者ともどこにも参照はない。[*4] これは、やはり両者が決定的に相容れないものを持っていることを示唆している。

ここで、痛みのＢＰＳとトータルペインの相違を端的に言えば、以下の通りである。

①BPSがもともと治療モデルであったのに対して、トータルペインは患者の主観的表現に端を発する。

②BPSでは身体・心理・社会の各次元はシステム論的に理解されなければならないが、トータルペインにその記載はない。

③BPSにスピリチュアルな次元は想定されていない。

これらは、トータルペインが、（バイオサイコソーシャルがあくまでも「モデル」ないし「アプローチ」と呼ばれるのとは対照的に）トータルペイン・モデルとかトータルペン・アプローチとは呼ばれないことと関連しているはずだ。

さて、BPSモデルは、現在の医療において当然のものとなり、その提唱者の名前さえ忘れられているほどだが、これに対する批判も登場してきている。最も注目されるのは、ナシア・ガミーの『現代精神医学原論』（Nassir Ghaemi, 2007）であるが、その冒頭において紹介されているマクヒューとスラヴニーの生物・心理・社会モデルに対する（史上初の）批判（McHugh & Slavney, 1983/1998）は、その比喩が絶妙である。BPSモデルは料理のレシピではなく料理材料のリストに過ぎないと述べている。

料理をするには、単に材料のリストを知るだけでは十分ではない。それぞれの材料をどれだけの量使うべきかを知っておく必要があるし、またどの順番で使うかも知っておく必要がある。生物・心理・社会モデルは、精神医学における重要な側面をリストアップしているに過ぎない。このモデルは、それぞれに異なる状況でのそれぞれに異なる精神医学的病態において、それら三つの側面をどのように理解すべきかという点については、何も言ってはくれないのである。結果として、このモデルは折衷主義となり、そうなると臨床家は、基本的には、自分がしたいと思うことならなんでもしてしまうということになってしまうのだ。

（Nassir Ghaemi. 2007／邦訳 12頁）。

ナシア・ガミーはマクヒューとスラヴニーをさらに展開し、教条主義、折衷主義、統合主義、そして多元主義の四者において、目指すべきは後二者であり、前二者は許容し難いと主張する。特に、BPSモデルに対しては手厳しい。「すべてのアプローチが同程度に妥当である、と単純に言うことが、その答えではない」（Nassir Ghaemi. 2007／邦訳 v頁）、「すべての方法が同時に組み合わせて用いられるべきであるというあいまいな考え方である」（同邦訳 vii頁）、「彼らは自分たちが（実践場面では）たいてい教条主義者であることをもはや認識していない」（同邦訳 vii頁）、「基本的には、精神医学にもっとも優れた説明を与えうるのが何であるかということについて、単一の視点を持たない人たちのことである。あるいは彼らは不可知論の立場を主張することもある」（同邦訳 5頁）などと述べている。北米におけるBPSモデルの実践は、そのような批判に値するものなのかもしれない。さまざまなモデルが、誕生したその地においてその本質を見失うことは、歴史の教えるところである。曰く「BPSモデルは、これまでのイデオロギーを別のイデオロギーで置き換えるための（あるいは、もしかするとイデオロギーを隠すための？）ひとつのお題目のようなものになってしまった。慎重で繊細なBPSモデルの理論家たちやエンゲルが、このようなことを意図したわけではないことは間違いないだろうが、このモデルは、知的怠惰への弁解へと変容してしまったのである」（同邦訳 12頁）。

ナシア・ガミーが批判する折衷主義と他の三者はどう違うのだろう？　私なりに理解したのは、こうだ。認識論が複数か単数か、方法論が複数か単数か、それぞれを縦軸、横軸にとって、四つの象

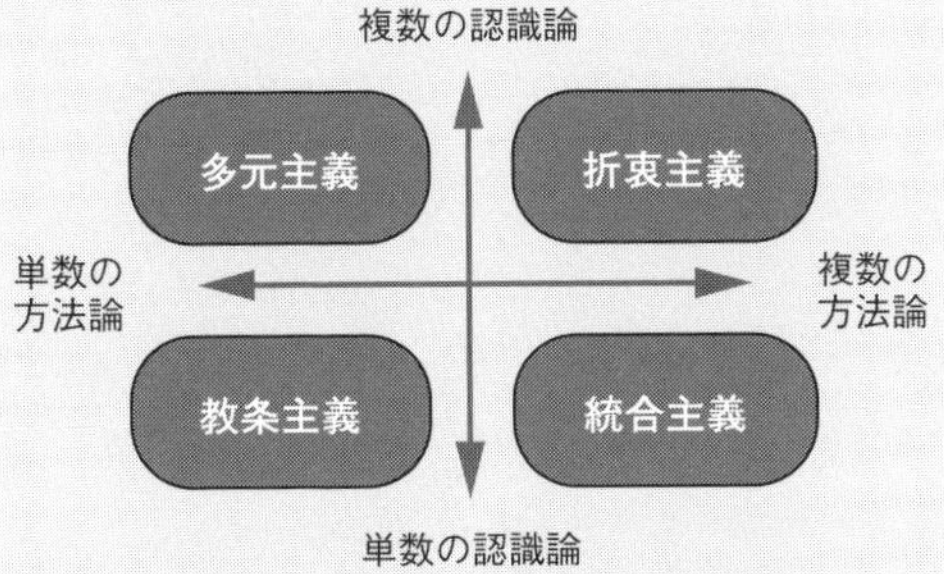

図５　臨床におけるさまざまな主義（小森，2014a）

限を想像していただきたい（図５）。となると、第一象限は、認識論は複数で方法論も複数の折衷主義、第二象限は、認識論は複数だが、対象にその時点で最上の方法論を選択すべきだとする多元主義、第三象限は、認識論も方法論も単一の教条主義、そして認識論は一つだが方法論は複数揃えた統合主義となる。上述のシェーマに実例をあてはめるなら、以下のようになるだろうか。第一象限から順に、なんでもありのＢＰＳモデル、臨機応変のＢＰＳアプローチ、硬直化した精神分析、そしてあらゆる介入が統合された時間精神医学（小森 2014a）。

Ｑ３　トータルペインを図式化したのは誰か？

ソンダースが聖クリストファーを退職する一九八五年までに、もう一本、トータルペインについての興味深い言及がある。「疼痛緩和とターミ

ナルケアに関する今日的視点」と題する分担執筆である。

悪性疾患の終末期は、慢性疾患と比較すれば、しばしば短期間ではあるが、その経過（および治療）は往々にして一連の打撃となり、患者が正常で自立した生活を送る能力の一部を阻害することになる。それでも、非常に多くの人々によって提示される耐性とリジリアンスと、重症反応性うつ病の少なさには絶えず驚かされるものである。ペインは世界を完全に滅ぼし、すべての真のコミュニケーションを根こそぎにし、ペイン、恐怖、緊張、そして更なるペインという悪循環を永久に更新することができる。患者の苦悩を「トータルペイン」と名付けるのは誇張などではなく、苦悩を身体的、感情的、社会的、そしてスピリチュアルな構成要素に分けて考えることが、患者と彼らの気持ちをよりよく評価し、理解し、治療するために役立つかもしれないのである。

(Saunders, 1981b)

ここでソンダースは、「患者と彼らの気持ちをよりよく評価し、理解し、治療する」ことを目的に、「苦悩を身体的、感情的、社会的、そしてスピリチュアルな構成要素に分けて考える」手段を容認（あるいは推奨）した上で、トータルペインをBPSモデルのように臨床ツール化しようとしている。そして、以下のように、その教育的有効性が全面に押し出されていく。

私が患者の苦悩している込み入った経験をより多く理解し始めたのは、聖ジョゼフに勤め始めた頃でした。「痛いかって？　そこらじゅうが痛いのよ」。ある年老いた女性が私の質問にこう答えた。そして、彼女やその他大勢の返答から、「トータルペイン」という概念が展開した。それは身体的要素だけではなく、心理学的、社会的、そしてスピリチュアルな要素を含んだものとして構成されている。全体的で圧倒的な経験に関する幾分人工的な分割は、私自身の「理解においても、そして増えてきている教育の機会においても、役に立った。（Saunders. 1988b）

トータルペインについては、この後、いわゆるテキストにどう描かれるかをたどるのがよいだろう（表1参照）。

シェーマによる共有が始まるのは、一九八三年のトワイクロスのテキストからである。そこでは、「痛みの知覚を修飾する影響因子」が四方向から図示されている。内容は、（副作用などの）身体的因子、うつ病、怒り、不安（ここにworry about family and finances, spiritual unrestも含まれている）からなる（図6）。これは、一九七八年に四行詩（図1）と患者の描画（図3）以外に図式化をしなかったソンダースとは対照的である。

一九九四年刊行の"Pain Relief in Advanced Cancer"でも、同様の図が掲載されているが、そこでは彼のトータルペイン観がよく表現されている。第二章「痛みと苦悩（Pain and suffering）」で、いくつかのペイン概念が解説されているのである。Acute versus Chronic Painから始まり、Chronic Benign Pain, Chronic Pain Syndrome, Cancer Pain, Overwhelming Cancer Painときて、Somatizationにおいて、苦悩と痛みは区別されなければならないと述べる。「患者は、痛みの原因を知り、対処できることを知り、そしてそれほど長くは続かないことを知っていれば、苦悩の自覚なしに、強い痛みに耐えられる」のである。そして、トータルペインついては、「いくつかの点において、苦悩と身体化の概念の方がよりよい作業モデルを提供する。しかしながら、多くの人々は相変わらず『トータルペイン』を、痛みを身体精

表1　テキスト上のトータルペイン

テキスト	トータルペイン
① Saunders, C.（Ed.）（1978）The Management of Terminal Disease. 1st ed. London: Edward Arnold.	詩？／患者による描画。
② Twycross, R., & Lack S. A.（1983）Symptom Control in Far Advanced Cancer: Pain Relief.	痛みの知覚を修飾する影響因子（influences which modify perception of pain）を四方向から図示。（副作用などの）身体的因子、うつ病、怒り、不安（ここに worry about family and finances, spiritual unrest も含まれている）。
③ Saunders, C.（Ed.）（1984）The Management of Terminal Malignant Disease. 2nd ed. London: Edward Arnold.	詩？／患者による描画、ともに①と変更なし。
④ Twycross, R.（1990）Therapeutics in Terminal Care（『末期癌患者の診療マニュアル』第二版　1991）	図なし。
⑤ Saunders, C., & Sykes, N.（Eds.）（1993）The Management of Terminal Malignant Disease. 3rd ed. London: Edward Arnold.	図なし。
⑥ Twycross, R.（1994）Pain Relief in Advanced Cancer.	1983 と同様。
⑦ Twycross, R.（2002）Symptom Management in Advanced Cancer. 3rd ed.（『トワイクロス先生のがん患者の症状マネジメント』2003）	「痛みを構成する４つの因子」（身体面、精神面、社会面、スピリチュアルな面）と表記。（図７）
⑧ Twycross, R.（2009）Symptom Management in Advanced Cancer. 4th ed.（『トワイクロス先生のがん患者の症状マネジメント』2010）	同上。

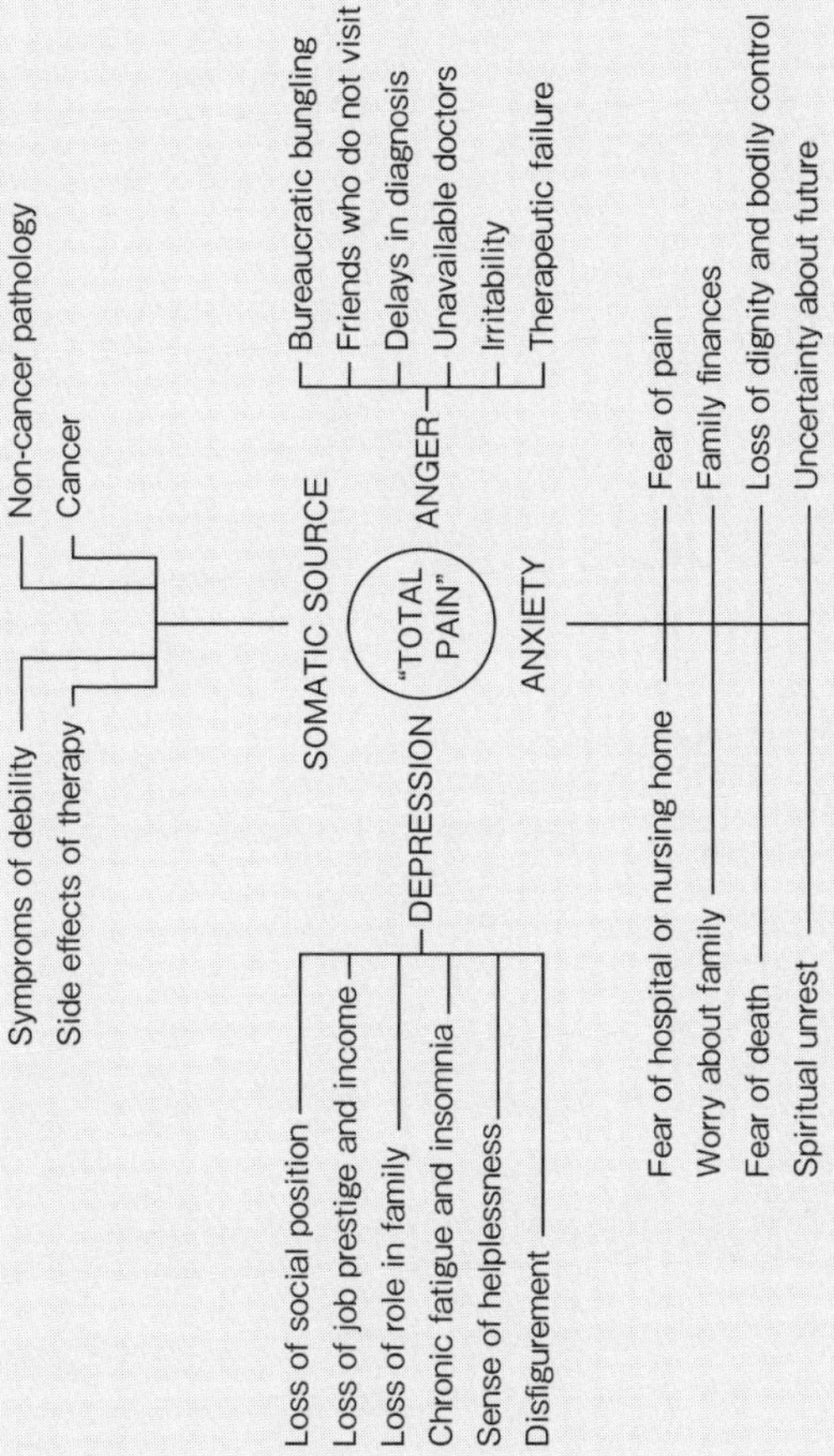

図6 トワイクロスによる図式化：1983（Twycross, 1983）

神的経験として強調する手段として使うので、ここでも紹介することにした」と記している。そして、トータルペインを四つの影響因子が取り囲む図（図6）が挿入されている。

しかし、二〇〇二年に、「痛みを構成する四つの因子」は、トータルペインの身体的、精神的、社会的、そしてスピリチュアルな要素にすげ代えられている（図7）。さらに、これらの因子が（システム論的に影響し合うとはいえ）個別のペインとして図示されると（図8）、当然ながら、他の三つの要素を含まない身体的疼痛というものが図示されてしまい、トータルペイン提唱の目的とは本末転倒な状況が出現する。おそらく、ソンダースは、このような誤解を恐れて、図式化を行わなかったのではないだろうか。トワイクロスは、正しい理解をしつつも、それを拡大解釈する人々の動きまで予想しなかったということなのか。

ちなみに、ＢＰＳＰは四つの次元ないしサブシ

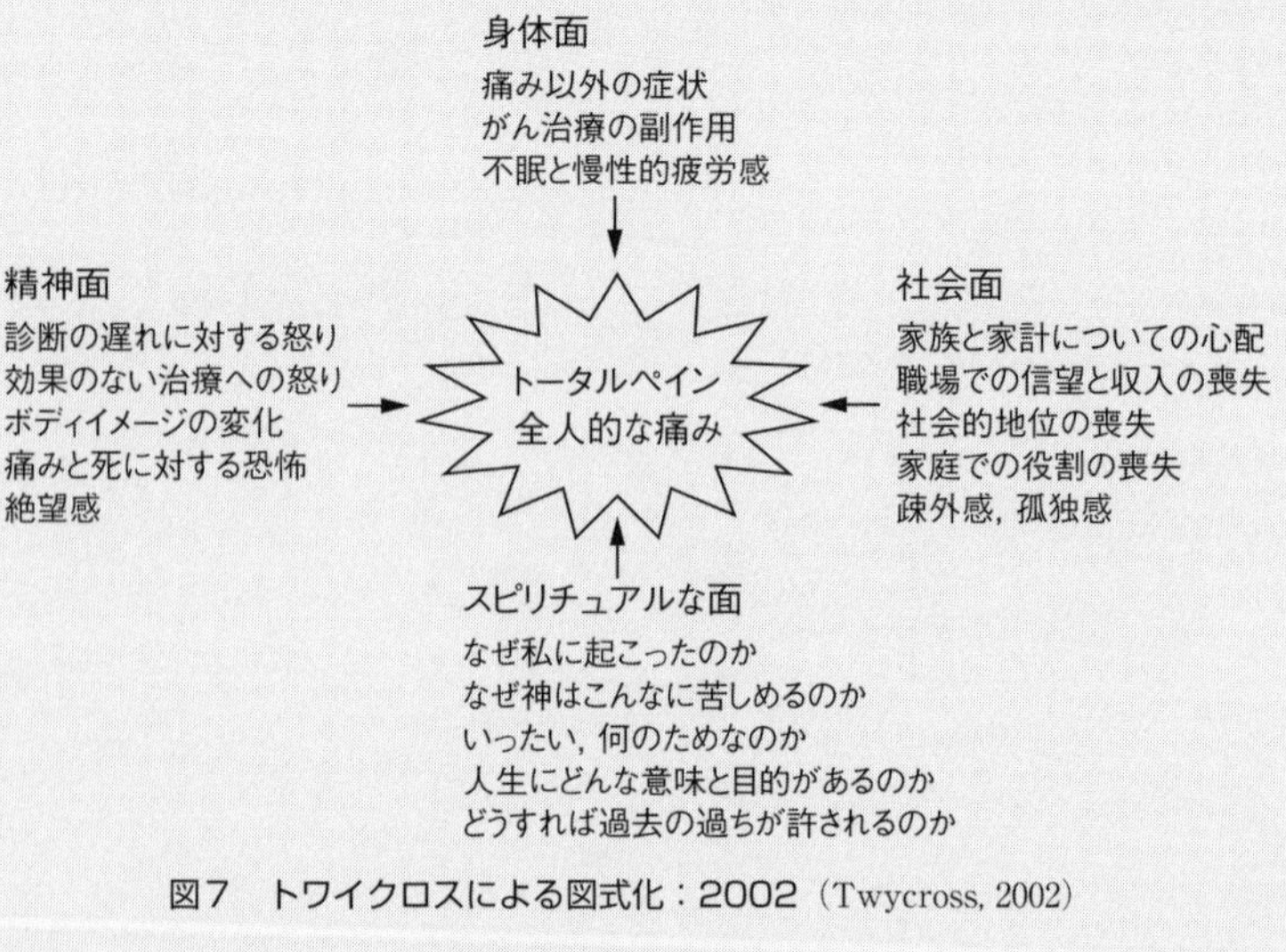

図7　トワイクロスによる図式化：2002（Twycross, 2002）

ステムと解釈されることが多いが、ＢＰＳとＳは論理階型が異なるとするシェーマもあり、未だに決着がついていない。そこには、おそらくＷＨＯの健康の定義と同じ質の問題（臼田他、2000）がある。一方、「別々に取り扱うことはできない」各次元も、（ＢＰＳＳであれＢＰＳ／Ｓであれ）ＢＰＳモデルにおいてはシステム論的に統合可能と考えられている。ただし、トータルペインでシステム論は採用されていない。たとえば、クラークの序にも、「システム論的（systemic）」ではなく、「体系的アプローチ（systematic approach）」と書かれている（Clark, 2006, p.xv）。

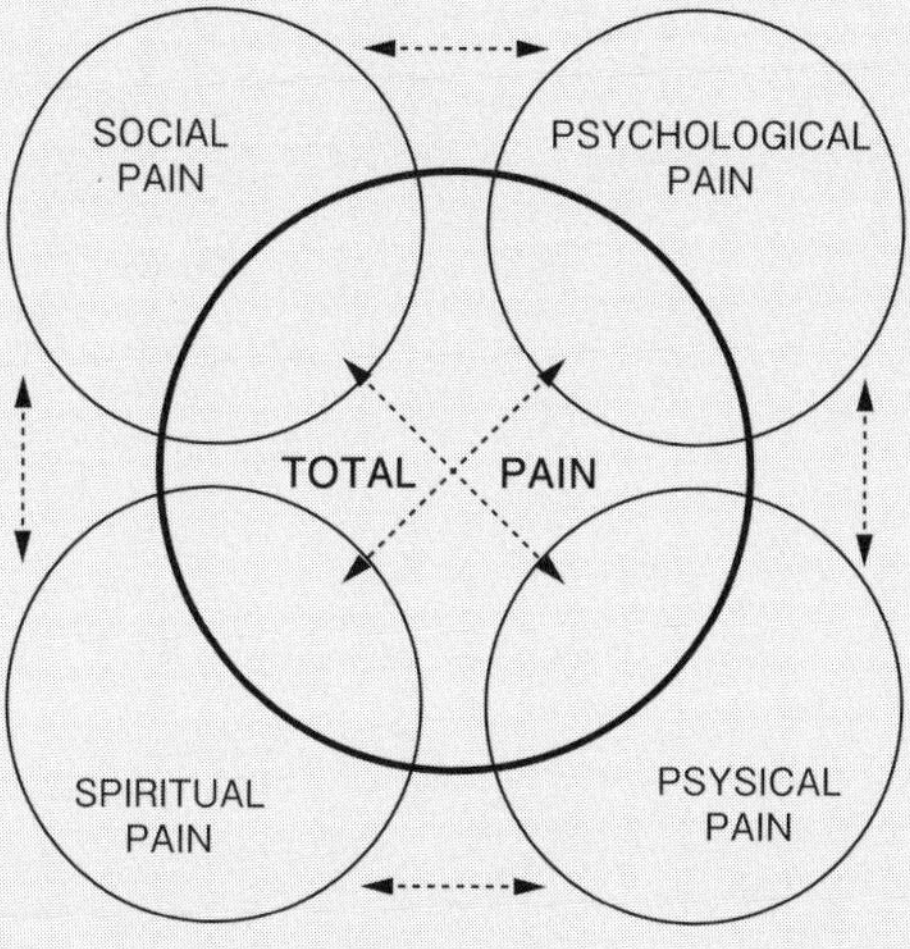

図８　メータとチャンの統合モデル（Mehta & Chan, 2008）

【小括】ソンダースのトータルペインが当初、患者の主観的経験を描写するものとして提唱されたが、その後、医療者の側の観察介入モデルへと移行していった経緯が、文献的に確認された。その過程において、トータルペインの四つの要素は「別々に取り扱うことはできない」とする考えは強調されなくなり、各要素への対応が許容されることになった。ＢＰＳモデルないしエンゲルの具体的影響が確認されないことは、システム論的視点の導入がないことと一致する。トータルペインの背景にあったのは、「聖ジョゼフでの初期の仕事において発展した第二の基本的方針は、『私たちはその人全体を考えなければならない』である」（Saunders, 2004）というソンダースらの元々の発想であろう。

Q４　トータルペインのスピリチュアルとは何か？

スピリチュアリティとは、本来、「個人の存在よりもスケールの大きな、より超越的な存在との繋がりを指す」（Favazza, 2009）（これは『精神医学事典』に収録）と定義されている。一方、米国のかかりつけ医協会のようにスピリチュアリティを「自分の人生において意味や希望、やすらぎ、そして内なる平和を見いだす方法」（Anandarajah & Hight, E. 2001）と定義するなら、人知を超えた力は必須ではない。つまり、二種類あるということだ。では、トータルペインのスピリチュアルペインはどうなのか？

> ペインは、病い自体と同じ分析と考察を要する。私たちが関わっているのは、疾患の症候群ではなく、ペインの症候群なのだ。……そのような患者にとってのこの状況の最もつらいところは、終わりがないことと同時に意味のないことであるようだ。（Saunders, 1967）

この発言は、トータルペインの中でも特に議論を喚起するスピリチュアルペインへの洞察を端的に示唆した最初期のものであろう。「意味のないこと」に関する焦点化からは、容易にフランクルが連想されよう。フランクル（Frankl, 1947）の『夜と霧』の英訳が出たのは一九五九年である。実際、この一九六七年の論文でも彼女はフランクルを参考文献に挙げてはいるが、内容には踏み込んでいない。以後、フランクルが引用される文献は、私の知る限り次の二本である。

その一本が、一九八一年に行われた、宗教界のノーベル賞、テンプルトン賞受賞スピーチである。そこでは何人かの宗教者の言葉が引用されているが、フランクルもそこにある。引用は、第二段階「収容所生活」の「教育者スピノザ」の末尾にあるニーチェの格言だが、その前後も合わせて提示しよう。

強制収容所の人間を精神的に奮い立たせるには、まず未来に目的を持たせなければならなかった。被収容者を対象とした心理療法や精神衛生の治療の試みがしたがうべきは、ニーチェの的を射た格言だろう。「なぜ生きるかを知っている者は、どのように生きることにも耐える」／したがって被収容者には、彼らが生きる「なぜ」を、生きる目的を、ことあるごとに意識させ、現在のありようの悲惨な「どのように」に、つまり収容所生活のおぞましさに精神的に耐え、抵抗できるようにしてやらねばならない。／ひるがえって、生きる目的を見出せず、生きる内実を失い、生きていてもなにもならないと考え、自分が存在することの意味をなくすとともに、がんばり抜く意味も見失った人は傷ましいかぎりだった。そのような人びとはよりどころを一切失って、あっというまに崩れていった。あらゆる励ましを拒み、慰めを拒絶するとき、彼らが口にするのはきまってこんな言葉だ。「生きていることにもうなんにも期待がもてない」／こんな言葉にたいして、いったいどう応えたらいいのだろう。

（Frankl, 1947/1959／池田（訳）128-129頁）

当然、この問いの答えが聞きたいところであり、次項「生きる意味を問う」において、フランクルは以下のように述べている。

ここで必要なのは、生きる意味についての問いを百八十度方向転換することだ。わたしたちが生きることからなにを期待するかではなく、むしろひたすら、生きることがわたしたちからなにを期待しているかが問題なのだ、ということを学び、絶望している人間に伝えねばならない。哲学用語を使えば、コペルニクス的転回が必要なのであり、もういいかげん、生きることの意味を問うことをやめ、わたしたち自身が問いの前に立っていることを思い知るべきなのだ。生きることは日々、そして時々刻々、問いかけてくる。わたしたちはその問いに答えを迫られている。考えこんだり言辞を弄することによってではなく、ひとえに行動によって、適切な態度によって、正しい答えは出される。生きるとはつまり、生きることの問いに正しく答える義務、生きることが各人に課す課題を果たす義務、時々刻々の要請を充たす義務を引き受けることにほかならない。

(Frankl. 1947/1959／池田（訳）129-130頁)

ここでソンダースは、「生きること」が「神」と代替可能と考えて、大きく舵を切ったのではないだろうか。

もう一本が、"Spiritual Pain" と題された論文（Saunders, 1988a）である。本論は、「定義」、「意味の探求」、「無意味さに直面する」、「聴き手の必要性」、「共有」、「実践に励む」という六部構成であるが、当該用語がそこに登場するのは以下の四回のみである。

①もしも誰かが人生をある程度の平和と満足の中に据えることを望むなら、（患者が最期だと考えるか否かに拘らず）それをいくらかでも望むなら、どこを見なければならないのか？　それは確

かにスピリチュアルな次元であって、そこでこそ私たちはスピリチュアルペインを定義できるのではないだろうか？　（p.29／定義）

②人生はもうじき終わりそうだという理解は、大切なものを優先し、真実であり価値のあると考えられることを達成したいという願望を刺激するだろう。そして、できはしない、する価値もないという気持ちを引き起こすことだろう。そうなれば、今起きていることの不公正さや過去の出来事の多くにつらい怒りを感じ、結局、無意味というみじめな気持ちが湧く。ここにこそ、スピリチュアルペインの本質があると私は信じる。　（p.29／定義）

③体の痛みやその他の症状を軽減すべく私たちは一生懸命になりうまくそれを成し遂げた一方、スピリチュアルペインも同じ仕方で取り組み解決すべきだと信じるよう誘い込まれたのではないだろうか。非現実的な恐怖は、説明を受けて時に消失するだろうが、多くの苦悩は持ちこたえられなければならない。その痛み自体が、解決ないし新しい見方に導くかもしれないのだ。ヨブ（ウズの地の族長で神の試練に耐えた正義の人）にそれが訪れたように。　（p.30／無意味さに直面する）

④身体的ニードに対するケアが、言葉にならないスピリチュアルペインに対して私たちが提供できるすべてなのかもしれないが、患者が最終的に死のもうひとつの側の真実に直面するとき、それで充分なのかもしれない。もしも相手に提供すべきもので相手の利用を願うものを静かに手渡すことができるなら、私たち自身の痛みは、耐え易きものとなるだろう。もしも今度は私たちが、意味の探求、つまり自分自身のストーリーの受容、そして究極において善き信じるに足る創造の場所の受容の探求を続けるならば。　（p.32／実践に励む）

ソンダースが、ペインと名付け、いったんは緩和すべきポイントを教育的に重視したものの、あくまでも苦悩およびなんらかの過程を想定していることは明らかである。つまり、スピリチュアルペインにおいては、プラウドフットの批判（Proudfoot, 1976）を一部採用したかのように、苦悩の軽減ないし除去の不可能性とその効用をも記述しているのである。そして、スピリチュアリティにおける中心的主題である超越的要素は、「なぜ私が？」というがん患者には避けて通れない問題を扱った『ヨブ記』に集約されている。スピリチュアルペインは、ユダヤ人強制収容所を体験したフランクルの圧倒的影響を受けつつ、ユダヤ教の聖典である旧約聖書中のヨブ記に象徴されたわけである。ソンダースの恋人たちがユダヤ人続きであったことをここで想起するのは、私だけであろうか？

Q5　ソンダースはどのように「身を切る」ことで、トータルペインを創案したのか？

オリジナルな貢献をなし得た治療者の多くは、自らの病いの経験を乗り越える中で、それを発見ないし創案している。これはリジリアンスと呼んでもよいと思われるが、詳細は、エンゲル（小森 2014b）、ジャクソン（小森 2015）、メルゲス（小森 2010）の例を参照されたい。さて、ソンダースの場合、彼女自身の宗教体験がどのように宗教と医学を結びつけることに影響したのか。具体的には、なぜ彼女はトータルペインの宗教色を薄めるに至ったのかをここで確認しておきたい。

ソンダースは人生において神秘体験を四回経験したと言われている（表2）。伝記作者のドゥブレイによれば、ソンダースの「キリスト教信仰は実践的である。彼女は神秘的としか呼びようのない体験をしたことがある。デヴィッドの死の後と、彼

表2　シシリー・ソンダース（1918-2005）年表

年月	年齢	生活歴	論文等
1918	0	6.22 ロンドンで誕生。	
1938	20	オックスフォード大学で政治学専攻。	
1940	22	看護学専攻。腰痛で、ソーシャルワークに転向。	
1945	27	トレボーンにて福音派に回心①。	
1947	29	デイヴィッド・タマスとの出会いと別れ②。	
1952	34	医学部入学。1957 年に 39 歳で医師資格取得。聖ルカ病院でオピオイド使用を習得。	1958「がんで死ぬこと」
1958	40	聖ジョゼフ病院	
1960	42	アントニーとの出会いと別れ③。その後、クライストチャーチに通う。	
1961	43	G 夫人、父親の死去④。英国国教会へ通うが、数年後ウェストミンスター寺院の群衆へ。	1961「突然の死から…」 1964 トータルペイン概念を提唱「聖ジョゼフ・ホスピスにおける終末期疾患に苦しむ患者のケア」「治療困難な悪性疾患の症状治療」
1963	45	マリアンの「波を鎮めるキリスト」購入。	1965「人生最期のとき」 1966「最後のフロンティア」
1967	49	聖クリストファー・ホスピス開設。	1978「ターミナルケアの哲学」
1980	61	マリアンとの結婚。	1981「テンプルトン賞受賞スピーチ」 1984「よい死に方」
1985	67	引退	1988「スピリチュアルペイン」
1995	77	1.28 マリアンとの死別。	
2000	82	シシリー・ソンダース基金。	2003「声なき人のための声」
2005	87	7.14 死去。①〜④：神秘的体験	

女が回心したときと、アントーニとの関係の中であり、父の死を前にしたスイスでの体験のときである。これらの体験はシシリーにとってとても大切なものであったが、何にもまして、彼女にとってのキリスト教信仰とは、上からの声として神の召命に答えるということであった」(du Boulay, 1984/2007／邦訳 292 頁)。一方、彼女自身の宗派的取り組みにも紆余曲折がある。「一九四五年に入信して以来、一〇年以上にわたって、シシリーはランガムプレイスにあるオール・ソウルズという福音主義の教会で霊的な教えを受けてきた。彼女は熱心で勤勉で情熱的な信者だった。しばらくは、ビリー・グラハムの伝道集会で熱心にカウンセラーを務めるほどだった。しかし、彼女の福音派に対する忠誠心も、五〇年代になると次第に緊張を伴ったものに変わっていき、アントーニの死後は、ついにその緊張も切れてしまった。……そしてシシリーはしばらくの間、ランカスター・ゲートにあるクライスト・チャーチに通った。……グラン・シャン修道院で出会った司祭の勧めに従って、コノート・スクエアにある彼女の住まいに程近いイングランド国教会へ行くようになった。……そうして彼女は再び、ウエストミンスター・アビーの群衆の中へ逃げ込むことになる」(du Boulay, 1984/2007／邦訳 286-288 頁)。日本人のわれわれには想像しにくいめまぐるしさである。

ソンダースが上記のように既存の宗派を渡り歩いたこと、そして自らのホスピスにおいて不可知論者も含め、さまざまな宗派の人々のケアをしていかねばならなかったことは、宗教的部分を少なくとも表向きには削り取ったと思えるスピリチュアリティに近づいたとしても、不思議ではない。

Q6　フランクルはどのようにスピリチュアリティを理解していたのか？

ソンダースはスピリチュアルペインの理論化において、フランクルに大きく傾倒していった。一方、フランクル自身はあくまでも科学者の立場から特定の宗教に立つことを明言しなかったがために、その中核であるはずの宗教性が捉え難いきらいがある。しかし、一九八四年八月にユダヤ教神学者であるラピーデと信仰について語り合った記録が、最近邦訳された。『人生の意味と神：信仰をめぐる対話』(Frankl & Lapide, 2005／邦訳 2014)である。上記問題について、フランクル自身が明確に定義している。

心理療法の他の形態とは対照的に、ロゴセラピーは開かれていると、わたしはよく言っています。しかもこの〈開かれている〉ということで確認されるのは、わたしが神学的なものをひとつの次元と捉え、人間学的次元、それ故に心理療法そのものをも越える次元と見なしているということです。／この意味で、〈こころの健康〉の位階の高さが〈こころの救済〉のそれとたんに異なるだけでなく、〈心理療法の目標〉と〈宗教の目標〉も異なる水準にあります。換言すれば、宗教的な人間が向かう次元は、心理療法のようなものがおこなわれる次元とは異なります。／どうしてわたしは次元と言うのでしょうか。次元ということで、たんに厳密な相違、存在論的な相違だけが強調されるわけではありません。それと同時に、わたしが包摂関係と名付けるものが強調されます。英語の方がそのことをもっと容易に表現することができ、「より高い次元はより包括的である（The higher dimension is the more inclusive.）」と言われています。それ故に個々の次元のあいだに排他関係は存在せず、逆に包括関係が存在します。言葉を換えれば、ひとつの真理はけっして他の真理に矛盾し得ないということです。それどころか、より高い次元においてはじめて、より低い次元の真理の本来性が輝きます。（同邦訳９頁）

元来、ここでいう神学的なものがスピリチュアリティである以上、仮にもスピリチュアルペインと名付けるのであれば、ＢＰＳ／Ｓ理解が正しいことになる。しかし、ソンダース自身がスピリチュアルペインを語るに際し、必ずしも神を引き合いに出しているわけではない。

例を挙げて考えてみよう。がんで余命数週となった患者がいるとしよう。彼は、このように朽ち果てていく我が身を見ながら、自分の人生に意味などあったのだろうかと苦悶し、一刻も早く楽にしてくれないかと懇願する。しかし、たとえば、看護師が彼の人生を共に振り返る中で、ああいうこともあった、こういうこともあったと彼の人生の豊かさを共有し、彼が自分の人生も満更ではなかったのだと結論したとしたら、それはスピリチュアルペインが軽減されたのだとされる。一方、同じことを訴える同じ状況の女性がいたとしよう。ある日、牧師が彼女の元を訪れる。すると、彼女は、彼に訊ねる。「神様は、何のために私を見捨てられたのでしょうか？」牧師は「神様に訊ねたことはありますか？」と問い返す。すると、彼女は「私はその問いを自分に問いかけたのか、神様に問いかけたのか定かではありませんが、ひとりごとのように問うたことならあります」と答える。「それでどんな答えが返ってきましたか？」「もうすこし考え続けたらどうか、という答えでした」。牧師は全身全霊でゆっくり首肯する。このような会話は、たとえば、人生の意味を問い続けるという意志と言えるのだろうか？　前例のようにすぐに答えや安堵は得られないものの、やはりスピリチュアルペインは軽減されるのではないだろうか。

このように考えるならば、スピリチュアルペインの軽減には、心理療法に留まるBPSSレベルか、スピリチュアリティがそれを包括するBPS／Sレベルの両方があると考えるのが、妥当であろう。実際、一九八八年の「スピリチュアルペイン」論文を大幅に取り込んだ一九九三年のテキスト第三版の序には、こう記されている。

感情的ペインとスピリチュアルペインとのあいだの線は、各ワーカー毎に、その領域における彼ら自身の認識の程度によって、異なって引かれることになる。（Saunders, 1993）

結局、トータルペインのスピリチュアルペインが明確に定義されない以上、トータルペインを一つの図に描くことは困難だということになろう。これが、一九八八年論文のタイトルに括弧がついている理由でもあろう。

ちなみに、同書でラピーデは、宗教性を健康として考える文脈を語っている。

無神論ということは、そのひとに形而上学的な障害があるということではないのでしょうか。そのようなひとは霊的（精神的）、心理的かつ身体的に健全であると自称していますが、超越論的なものを感じる能力が彼自身の自己において欠けているのではないでしょうか。わたしたちが見上げ、天上をうかがい、前へ突き進むようにさせる人間存在の垂直的な構成要素が、そのひとには欠けているのではないでしょうか。（邦訳 58 頁）

さらに、たいていの無神論者は、①反教会主義者、②似非‐無神論者、③反‐神論者（邦訳 16 頁）の三つに分類されるという。。

【小括】トータルペイン理解は、スピリチュアリティの解釈によって左右される。臨床現場で扱われているスピリチュアルペインは、その深さによって、四つのサブシステム（ＢＰＳＳ）ないし二つの次元（ＢＰＳ／Ｓ）のどちらでも了解され得る。ただし、前者ならば、そのスピリチュアルペインは臨床心理学の中に包含可能と考えられる。

結論

トータルペイン概念の変遷を文献的にたどりつつ、シシリー・ソンダースへのエンゲルとフランクルの影響について考察した。トータルペインと痛みのバイオサイコソーシャル・モデルとの相違に注目することで、各々が患者の主観的経験の描写と医療者の客観的視点にその起源を持つことが判明した。トータルペインが、ゆっくりではあれ観察介入ツールへ変化していったのは、ＢＰＳモデルというよりも医学言説（特に、教育の要請）の影響であったと思われる。さらに、トータルペインの図式化に後押しされる形でスピリチュアルペインが他の三つの痛みと並列にされる傾向が増大したが、その実践の深さによっては、ＢＰＳＳというよりもＢＰＳ／Ｓとして宗教的特性が混在する余地が残されている。トータルペインの安易な図式化は、ソンダースの創案の本末転倒となりかねないリスクを孕んでいる。

本論では、トータルペインとはそもそも何であるかを文献的に考察してきたのだが、むしろ、それが緩和ケア学という学問領域を成立させている条件だと気づかされた。緩和ケア医は、疼痛コントロールの巧みな多領域の医師を前にしてどのようにアイデンティティを維持できるのか？　それは、小児科学が「子どもは大人のミニチュアではない」と宣言し、発達という臨床概念を持って、内科学から袂を分かった状況に匹敵するはずだ。既に五十年も前に、ソンダースが（結果的に、スピリチュアルペインという従来の宗教性を表面的に薄めた用語で科学に宗教を内包するというしたたかさでもって）トータルペインを提唱したことで、緩和ケア医は、一九九九年以後、健康概念へのスピリチュアリティの参入に足踏みしているＷＨＯを尻目に、黙々と自らの仕事を成すことができるわけだ。

最後に。トータルペインの出典明記がないがしろにされている現状について一言記しておきたい。学術用語として、それは当然のマナーだからである。もしもあなたが初出にこだわるのなら1964b論文を、概念確立時点にこだわるのなら1978b論文を選択すべきであろう。ソンダースの論考には、いわゆるシェーマは記載されていない。それこそ、彼女が患者から学んだという感謝を示す、彼女の矜持なのだと思う。

＊注

本解説は、第二十回日本緩和医療学会学術大会（二〇一五年六月十九日／横浜）における招聘講演「精神腫瘍医の読んだシシリー・ソンダース」に加筆訂正したものである。

＊1　Witness Seminar 21を参照。シシリーは、晩年の論考（Saunders, 2004）においても以下のように記している。

聖ジョゼフでの初期の仕事において発展した第二の基本的方針は、「私たちはその人全体を考えなければならない」である。この強調は、一九六四年には「トータルペイン」という概念になった。つまり、肉体的、心理学的、社会的そしてスピリチュアルな要素によってできた複合体が患者の全体的経験を作り上げ、この専門領域の発展において重要な意味をもつことになったのである。（1964b参照）

＊2　正確を期せば、エンゲル論文は一九七七年四月二日発表で、ソンダースの編集本は一九七八年十一月一日刊行であるから一年半の開きがある。

＊3　しかも、さらに細かいことを言えば、エンゲルとソンダースが実質的に彼らの臨床概念を提示したのは、それぞれ一九六〇年と一九六四年である。

＊4　正確を期せば、ソンダースの書簡集にエンゲル宛の手紙はなく、ロチェスター大学にあるエンゲル・アーカイヴスにもソンダース宛の手紙はない。

▼文献▲

Anandarajah, G., & Hight, E.（2001）Spirituality and Medical Practice:Using the HOPE Questions as a Practical Tool for Spiritual Assessment. Am Fam Physician, 63（1）：81-89.

Clark, D.（1999）'Total Pain', disciplinary power and the body in the work of Cicely Saunders, 1958-1967. Social Science & Medicine, 49: 727-736.

Clark, D.（2006）Introduction. In Saunders, C.: Cicely Saunders: Selected Writings 1958-2004, With an introduction by David Clark. Oxford University Press.

du Boulay, S.（1984）Cicely Saunders The founder of the Modern Hospice Movement. Oxford University Press（Updated, with additional chapters by Marianne Rankin/ 2007）（若林一実 他（訳）1989/2016『シシリー・ソンダース』〈増補新装版〉日本看護協会出版会）

Engel, G. L.（1960）A Unified concept of Health and Disease. Perspectives in Biology and Medicine, 3: 459-85.

Engel, G. L.（1977）The need for a new medical model: A Challenge for Biomedicine. Science, 196（4286）：129-136.

Engel, G. L.（1980）The Clinical Application of the Biopsychosocial Model. American Journal of Psychiatry, 137（5）：535-544.

Favazza, A. R.（2009）Psychiatry and spirituality. In B. J. Sadock, V. A. Sadock & P. Ruiz（eds.）, Kaplan and Sadock's comprehensive textbook of psychiatry. 2 vols, 9th ed. Philadelphia: Lippincott Williams & Wilkins. pp.2633-2560.

Frankl, V. E.（1947）Ein Psycholog erlebt das Konzentrationslager. Wien: Verlag fur Jugend und Volk.／Frankl, V. E.（1959）Man's Search for Meaning. New York: Simon and Schuster.（池田理代子（訳）2002『夜と霧』新版　みすず書房／霜山徳爾（訳）1961『夜と霧』　みすず書房）

Frankl, V. E., & Lapide, P.（2005）Gottsuche und Sinnfrage. Munchen: Gutersloher Verlagshaus.（芝田豊彦・広岡義之（訳）2014『人生の意味と神：信仰をめぐる対話』新教出版社）

小森康永（2010）書評「フレデリック・タウン・メルゲス：時間と内的未来」　小森康永『緩和ケアと時間』（所収）金剛出版

小森康永（2014a）第2章「エンゲルが本当に書き残したこと」渡辺俊之・小森康永　『バイオサイコソーシャルアプローチ』金剛出版　40-75頁

小森康永（2014b）間奏「エンゲルとは誰か?」渡辺俊之・小森康永『バイオサイコソーシャルアプローチ』金剛出版　119-125頁

小森康永（2015）どうして治療者を治療と区別できようか?　ドン・ジャクソン、あるいは「今、ここで」とマリタル・キド・プロ・クオ　精神療法　41（5）：679-685.

McHugh, P. R., & Slavney, P. R.（1988）The Perspectives of Psychiatry. 2nd ed. Baltimore: Johns Hopkins University Press. Originally published in 1983.

Mehta, A., & Chan, L. S.（2008）Understanding of the Concept of "Total Pain". Journal of Hospice and Palliative Nursing, 10（1）：26-32.

Nassir Ghaemi, S.（2007）The Concepts of Psychiatry: A Pluralistic Approach to the Mind and Mental Illness. Baltimore: The Johns Hopkins University Press.（村井俊哉（訳）2009『現代精神医学原論』　みすず書房）

Overy, C., &Tansey, E. M.（Eds.）（2013）Palliative Medicine in the UK c.1970–2010. Wellcome Witnesses to twentieth century Medicine. vol. 45. London: Queen Mary, University of London.（www.history.

qmul.ac.uk/research/modbiomed/wellcome_witnesses/ にて無料公開中）
Proudfoot, W.（1976）Commenting on 'Living with dying'. Saunders, C. M. Man and Medicine, 1, 246.
Reynolds, L. A., &Tansey, E. M.（Eds.）（2004）Innovation in Pain Management. Wellcome Witnesses to twentieth century Medicine. vol. 21. London: Queen Mary, University of London.（www.history.qmul.ac.uk/research/modbiomed/wellcome_witnesses/ にて無料公開中）
Saunders, C.（1964a）Care of patients suffering from terminal illness at St. Joseph's Hospice. Hackney, London: Nursing Mirror, 14 February, pp.vii-x.
Saunders, C.（1964b）The symptomatic treatment of incurable malignant disease. Presc J 4: 68-73.
Saunders, C.（1966）'The Last Frontier'. Frontier, Autumn, 183-186.
Saunders, C.（1967）The Management of Terminal Illness. London: Hospital Medicine, 1-29.
Saunders, C.（1976）Reply. Man and Medicine, 1, 251.
Saunders, C.（1978a）'Appropriate Treatment, Appropriate Death'. Addenda I: Editor's comment on Frontispiece. In C. Saunders（ed.）, The Management of Terminal Disease. 1st ed. London: Edward Arnold. pp.1-9.
Saunders, C.（1978b）'The Philosophy of Terminal Care'. In C. Saunders（ed.）, The Management of Terminal Disease, 1st ed. London: Edward Arnold. pp.193-202.
Saunders, C.（1981a）Templeton Prize Speech at Guildhall Ceremony（May）,1-15. Unpublished.
Saunders, C.（1981b）'Current Views on Pain Relief and Terminal Care'. In M. Swerdlow（ed.）, The Therapy of Pain. Lancaster: MTP Press. pp.215-241.
Saunders, C.（1988a）'Spiritual pain'. Journal of Palliative Care, 4（3）：29-32.
Saunders, C.（1988b）Hospice - A Meeting Place for Religion and Science, 1-13. Unpublished in English.
Saunders, C.（1993）Introduction- 'History and Challenge'. In C. Saunders & N. Sykes（eds.）, The Management of Terminal Malignant Disease. 3rd ed. London: Edward Arnold.
Saunders, C.（2004）Introduction. In N. Sykes, P. Edmonds & J. Wiles（eds.）, Management of Advanced

Disease. Hodder Arnold. pp.23-28.

Saunders, C.（2006）Cicely Saunders: Selected Writings 1958-2004, With an introduction by David Clark. Oxford University Press.

臼田 寛・玉城英彦・河野公一（2000）ＷＨＯ憲章の健康定義が改正に至らなかった経緯 日本公衛誌 47（12）：1013-1017.

Wall, P. D.（1979）On the relation of injury to pain. Pain, 6: 253-264.

編訳者あとがき

本書は、シシリー・ソンダース（Cicely Saunders）の初期論文を八本、私が選択して訳出し、解説を付したものである。Cicely Saunders (2006) Selected Writings 1958-2004, With an introduction by David Clark, Oxford University Press を抄訳できればよかったのであるが、翻訳権等の問題で次善の策となった。

もともとは、二〇一四年、『ソンダース論文集』を訳すことにし、計四十四本の収録論文の中から十一本を選んだ。全訳であれば日本中の緩和ケア病棟やホスピスで公費購入されるかもしれないが、書棚の隅で埃をかぶることになりかねない。それなら、そもそもどなたか適切な方の監訳によって既に成されているはずだ。私は、緩和ケアで働く人一人ひとりに自腹を切ってもらい、最初から最後まで読んでほしいと思った。そのための抄訳である。そして、ディグニティセラピーで知られるカナダの精神腫瘍学者ハーベイ・チョチノフにメールで選択について訊ねてみた。「いい感じだけど、私よりもデイヴィッド・クラークに直接訊いてみたらいいよ、君がメールしたら、きっと喜ぶと思うよ」。いつもながらの謙虚かつ建設的なコメントである。

そうなのだ。社会学者でソンダースの論文集や書簡集を当人と一緒に編んだクラーク教授に訊けばよいのである。しかし、その前に彼の"Total Pain", disciplinary power and the body in the work of Cicely Saunders, 1958-1967"を読んでみた。フーコーではないか。しかも、一九六四年、トータルペイン誕生の際が書かれている。すぐにメールした。七月八日、教授は夏のヴァカンスに出かける前日であった。私は歓迎と激励を受けた。

ところで、原書のカバーは老舗ジャズレーベル、ベツレヘムのジャケットを連想させる、ソンダースの回診場面を捉えたモノトーンの写真（一九六〇年のその日、患者と妻は金婚式を迎えていた！）だが、翻訳書には、ソンダースの印象派的なあかるいポートレイトを使いたいと思った。ソンダースは、Foreword（Good Practices in Palliative Care）（『ソンダース論文集』第三十八章）の中でピーボディ（Peabody）の次の発言を引用している。

What is spoken of as a "clinical picture" is not just a photograph of a man sick in bed; it is an impressionistic painting of the patient surrounded by his home, his work, his relations, his friends, his joys, sorrows, hopes and fears.

事実、この絵画は、私の翻訳意欲を異常に加速した。北大路書房編集部の若森乾也さんが画家を突き止めてくれ、それで腑に落ちた。画家は、ソンダースの夫、マリアンだったのだ！　このような形で散々盛り上がったのだが、結局、今、みなさんが手にしておられるものができあがった。

ひとこと。ソンダースが文学作品や聖書から一行引用する際の深さは、その作品を読んでいないと到底わからないものだ。たとえば、カミュの『ペスト』。一つの宗教、一つの宗派、さらには宗教自体にさえもとらわれることのないスピリチュアリティへと向かう宣言なのである。多くの書き手はたいてい、参考文献を自らの主張の後楯に使うものだが、ソンダースの場合はどうも違うようだ。言うならば、それは、「シシリー・ソンダース読書倶楽部」への入会勧誘なのである。たとえば。本書訳出中の二〇一四年十二月二日に、参考文献にもある『ガン病棟』の訳者、小笠原俊樹氏が他界された。少なからぬ人が平田俊子さんの追悼文により、氏の訳されたレイ・ブラッドベリの「霧笛」を読んだはずだ。そこには、「声なき人のための声」と微妙に共振する文章が潜んでいる。

この水を越えて、彼らの船に警告する声が必要だ。わたしはそういう声を作ろう。あらゆる時間と、あらゆる霧を、一つにこりかためたような声をつくろう。夜もすがら、きみのかたわらにある空っぽのベッド、きみがドアをあけても誰もいない家、葉の落ちた秋の樹木、そういう声を作ろう。南めざして啼きながら飛んでいく渡り鳥にそっくりの音だ。十一月の風に似た音、硬い冷たい岸に打ち寄せる波に似た音だ。だれひとり聞き逃すことはあり得ない音、それを聞いた人の魂が忍び泣きするような音を作ろう。遠くの町で聞けば、家の中にいることが幸運だったと感じられるような音だ。そういう音と、その音を出す機械を作ろう。人はそれを霧笛と呼ぶだろう。それを聞いた人は、永劫の悲しみと人生の短さを知るだろう。

（ブラッドベリ（著）／小笠原豊樹（訳）2012「霧笛」『太陽の黄金の林檎』早川書房より）

最後に、訳注に多職種学際的雰囲気を盛り込み読者の理解促進に協力してくれた友人知人である遠藤勇司（牧師）、山田勝（臨床心理士）、坂尾幸則（呼吸器外科医）の皆さん、そして本書の物理的実現を可能にしてくれた北大路書房の皆さん、特に編集部の若森乾也さんにここで心からの感謝を伝えたい。

聖クリストファー・ホスピス開設五十周年の二〇一七年三月二十四日　名古屋にて

編訳者　小森康永

補 遺

シシリー・ソンダース著作・論文目録

本目録は、Bibliography of the publications of Cicely Saunders, prepared by Professor David Clark, University of Sheffield, Department of Palliative Medicine を基に加筆修正しています。

◆◆◆ 編著作 ◆◆◆

【1】 Saunders, C. (1960) Care of the Dying. London: Nursing Times reprint. p.33.（論文 1959a, b, c, d, e, f を再録したもの）（『ナースのためのシシリー・ソンダース』に収録）

【2】 Saunders, C. (Ed.) (1967) The Management of Terminal Illness. London: Hospital Medicine Publications Limited. p.30.

【3】 Saunders, C. (1976) Care of the dying, second edition. London: Macmillan. p.24.

【4】 Saunders, C. (Ed.) (1978) The Management of Terminal Malignant Disease. 1st edition. London: Edward Arnold. p.210.

【5】 Saunders, C., Summers, D., & Teller, N. (Eds.) (1981) Hospice: The living idea. London: Edward Arnold. p.198.（岡村昭彦（監訳）2006『ホスピス：その理念と運動』〈復刊版〉雲母書房／岡村昭彦（訳）1984『ホスピスケア ハンドブック：この運動の反省と未来』家の光協会が初版）

【6】 Saunders, C., & Baines, M. (1983) Living with Dying: The management of terminal disease. 1st edition. Oxford: Oxford University Press. p.74.

【7】 Saunders, C. (1983) Beyond All Pain: A companion for the suffering and bereaved. London: SPCK. p.88.

【8】 Saunders, C. (Ed.) (1984) The Management of Terminal Malignant Disease. 2nd edition. London: Edward Arnold. p.252.

【9】 Saunders, C. (1988) St. Christopher's in Celebration. London: Hodder and Stoughton. p.145.

【10】 Saunders, C. [and Baines, M.] (1989) Living with Dying: The management of terminal disease. 2nd edition. Oxford: Oxford University Press. p.76.（武田文和（訳）1990『死に向かって生きる：末期癌患者のケア・プログラム』医学書院）

【11】 Saunders, C. (Ed.) (1990) Hospice and Palliative Care: An interdisciplinary approach. London: Edward Arnold. p.120.

【12】 Saunders, C. (1990) Beyond the Horizon. London: Dartman, Longman and Todd. p.99.

【13】 Saunders, C., & Sykes, N. (Eds.) (1993) The Management of Terminal Malignant Disease. 3rd edition. London: Edward Arnold. p.30.

【14】 Saunders, C., Baines, M., & Dunlop, R. (1995) Living with Dying: A guide to palliative care. 3rd edition. Oxford: Oxford University Press. p.65.

【15】 Saunders, C., and Kastenbaum, R. (Eds.) (1997) Hospice Care on the International Scene. New York: Springer.

【16】 Clark, D. (Ed.) (2002) Cicely Saunders, Founder of the Hospice Movement: Selected Letters 1959-1999, Oxford: Oxford University Press. p.397.

【17】 Saunders, C. (2005) Watch with Me. Inspiration for a life in hospice care. Lancaster: Mortal Press, reprinted Lancaster: Observatory Publications.（本書の第１章である“Watch with Me”には以下の邦訳あり。季羽倭文子（訳）1979　看とりの心『看護学雑誌』 43(6): 621-627.／B 第 12 章「わたしと共に目を覚ましていなさい」）

【18】 Saunders, C., & Clark, D. (Eds.) (2006) Cicely Sanders: Selected Writings 1958-2004, Oxford: Oxford University Press. p.300.（本書収録論文 44 本のうち、A『初期論文集』には第１、５、９、11、15 章が収録され、B『ナースのためのシシリー・ソンダース』には第２、３、６、14 章が収録されている。また、上記 44 本は以下の論文欄に▶を付けた）

◆◆◆ 論文 ◆◆◆

【1】 ▶ Saunders, C. (1958) Dying of cancer, St Thomas's Hospital Gazette, 56 (2): 37-47.（A 第１章「がんで死ぬこと」）

【2】 Saunders, C. (1959a) Care of the dying 1. The problem of euthanasia. Nursing Times, October 9: 960-961.（B 第１章「安楽死の問題」）

【3】 ▶ Saunders, C. (1959b) Care of the dying 2. Should a patient know ...? Nursing Times, October 16: 994-995.（B 第２章「患者は…を知るべきか？」）

【4】 Saunders, C. (1959c) Care of the dying 3. Control of pain in terminal cancer. Nursing Times, October 23: 1031-1032.（B 第３章「終末期がんの痛みのコントロール」）

【5】 Saunders, C. (1959d) Care of the dying 4. Mental distress in the dying. Nursing Times, October 30: 1067-1069.（B 第４章「死にゆく人の精神的苦痛」）

【6】 Saunders, C. (1959e) Care of the dying 5. The nursing of patients dying

of cancer. Nursing Times, November 6: 1091-1092.（B第５章「がんで死にゆく患者の看護」）

【7】 ▶Saunders, C. (1959f)Care of the dying 6. When a patient is dying. Nursing Times, November 19: 1129-1130.（B第６章「患者が死にゆく時」）

【8】 Saunders, C. (1960a) The Christian and healing. Portman Review, January: 4-5.

【9】 ▶Saunders, C. (1960b) The management of patients in the terminal stage. In R. Raven (ed.) , Cancer. vol 6. London: Butterworth and Company. pp.403-417.

【10】 Saunders, C. (1960c) Review of H.L. Glyn Hughes. Peace at the Last. London: The Calouste Gulbenkian Foundation. Nursing Times, July 15: 879.（B第７章書評『最期のやすらかさ』）

【11】 Saunders, C. (1960d) Drug treatment of patients in the terminal stages of cancer. Current Medicine and Drugs, 1(1) July: 16-28.

【12】 ▶Saunders, C. (1961a) And from sudden death ... Frontier, Winter, 1-3.（A第２章「突然の死から…」）

【13】 ▶Saunders, C. (1961b) A patient ... Nursing Times, 31 March: 394-397.（B第８章「ある患者」）

【14】 ▶Saunders, C. (1961c) The care of the dying. Better Health, May: 18-20.

【15】 ▶Saunders, C. (1961d) Terminal illness. Proceedings of Health Congress, Royal Society of Health; Symposium on 'Teaching, an aspect of home care', Blackpool 24-28 April. London: Royal Society of Health, 112-114.

【16】 (A Doctor) Saunders, C. (1961e) Lonely and Fearful. London: The Church Union. p.7.

【17】 (A Doctor) Saunders, C. (1961f) Why does God allow Suffering? London: The Church Union. p.11.

【18】 Saunders, C. (1961g) Euthanasia. Letter. The Lancet, 2 September: 548-549.

【19】 Saunders, C. (1962a) 'And from sudden death ...' Nursing Times, 17 August: 1045-1046.（B 第９章「突然の死から…」、これは 13（A 第２章）の縮刷版

【20】 ▶ Saunders, C. (1962b) Working at St. Joseph's Hospice, Hackney. Annual Report of St Vincent's. Dublin, 37-39.（A 第３章「聖ジョゼフ・ホスピスで働くこと」）

【21】 Saunders, C. (1962c) Uncertainty and fear. Proceedings of a Conference on Long-term Illness and its Implications, October 19 1962. London: Queen's Institute of District Nursing, 7-9.

【22】 Saunders, C. (1962d) Uncertainty and fear. District Nursing, December, 200-202.

【23】 ▶ Saunders, C. (1963a) The treatment of intractable pain in terminal cancer. Proceedings of the Royal Society of Medicine; 56(3) March: 195-197. (Section of Surgery, pp.5-7.)

【24】 Saunders, C. (1963b) Care of the dying. Current Medical Abstracts for Practitioners, 3(2) 30 June: 77-82.

【25】 ▶ Saunders, C. (1963c) Letter 21 September. Distress in dying. British Medical Journal Vol. 2, July-December: 746.（A 第４章「死にゆくことにおける苦痛」）

【26】 Saunders, C. (1963d) Review of F. Sauerbruch and H. Wenke (eds.) 'Pain: Its Meaning and Significance', translated by Edward Fitzgerald. Medical News (10 July), 16-17.

【27】 Saunders, C. (1964a) Care of patients suffering from terminal illness at St. Joseph's Hospice, Hackney, London. Nursing Mirror, 14 February: vii-x.（A 第 5 章「聖ジョゼフ・ホスピスで終末期疾患に苦しむ患者のケア」）

【28】 Saunders, C. (1964b) The care of the dying - how we can help. Medical News, February 21: 7.

【29】 Saunders, C. (1964c) Death. The Living Church, July.

【30】 Saunders, C. (1964d) Review of F. Sauerbruch and H. Wenke. Pain, Its Meaning and Significance. Translated Edward Fitzgerald. London: George Allen and Unwin. In Medical News, 10 July: 16-17.

【31】 Saunders, C. (1964e) The symptomatic treatment of incurable malignant disease. Prescribers' Journal, 4(4), October: 68-73.（A 第 6 章「治療困難な悪性疾患の症状治療」）

【32】 (No author) Saunders, C. (1964f) Drugs in the treatment of the dying. Drug and Therapeutics Bulletin, 2(26) 25 December: 101-104.

【33】 ▶ Saunders, C. (1964g) The need for institutional care for the patient with advanced cancer. Anniversary Volume, Cancer Institute, Madras, 1-8.

【34】 ▶ Saunders, C. (1964h) The Depths and the possible Heights. Medical News, July. 16-17.

【35】 ▶ Saunders, C. (1965a) The last stages of life. American Journal of Nursing, 65(3) March: 70-75.（B 第 11 章「人生最期のとき」）

【36】 Saunders, C. (1965b) The last stages of life. Nursing Times, 30 July: 1028-1032.（B 第 11 章「人生最期のとき」）

【37】 Saunders, C. (1965c) Light at the end of the road. In the Service of Medicine, Christian Medical Fellowship Quarterly, No 42, July: 2-7.

【38】 Saunders, C. (1965d) Review of Church Assembly Board for Social Responsibility. Review of Decisions About Life and Death. A problem in modern medicine. In Nursing Times, July 16: 978B.（B 第 10 章書評『生と死の決定』）

【39】 Saunders, C. (1965e) Telling patients. District Nursing, September: 149-154.（A 第 7 章「患者に言うこと」）

【40】 Saunders, C. (1965f) 'Watch with me'. Nursing Times, 61(48) 26 November: 1615-1617.（B 第 12 章「わたしと共に目を覚ましていなさい」）

【41】 Saunders, C. (1965g) The last stages of life. Irish Nursing News, Nov-Dec: 6-10 passim.

【42】 Saunders, C. (1966a) The care of the dying. Guy's Hospital Gazette, 80, 19 March: 136-142.

【43】 Saunders, C. (1966b) A medical director's view. Psychiatric Opinion, 3(4), August: 28-34.

【44】 ▶ Saunders, C. (1966c) The last frontier. Frontier, Autumn: 183-186.（A 第 8 章「最後のフロンティア」）

【45】 Saunders, C. (1966d) Terminal patient care. Geriatrics, 21(12), December: 70-74.

【46】 Saunders, C. (1966e) The management of terminal illness. British Journal of Hospital Medicine, December: 225-228.

【47】 ▶ Saunders, C. (1967a) The management of terminal illness. Part two: The incidence of physical distress in the dying patient. British Journal of Hospital Medicine, January:317-320.

【48】 ▶ Saunders,C. (1967b) The management of terminal illness. Part three: Mental distress in the dying patient. British Journal of Hospital Medicine, February: 433-436.

【49】 Saunders, C. (1967c) The last stages of life. Tidsskrift for Den Norske Laegeforening, 87(4), Feb 15: 248-252.

【50】 (No author) Saunders, C. (1967d) St Christopher's Hospice. Nursing Times, 28 July: 988-989.

【51】 Saunders, C. (1967e) The care of the terminal stages of cancer. Annals of the Royal College of Surgeons, 41 (Supplementary issue) Summer: 162-169.

【52】 Saunders, C. (1967f) St Christopher's Hospice. British Hospital Journal and Social Service Review, LXXVII: 2127-2130.

【53】 Saunders, C. (1967g) The care of the dying. Gerontologica Clinica, 9(4-6): 385-390.

【54】 Saunders, C. (1967h) Review of J. Hinton (1967) Dying. Harmondsworth: Penguin. In Nursing Times, 28 July: 990.（B第13章書評『死とのであい』）

【55】 Weist, V., Saunders, C., & Winner, A. (1968a) Bedsores [Letter]. Lancet, 1(534) Jan 20: 140.

【56】 Saunders, C. (1968b) Care of the dying. Nursing Outlook, 64(11) 15 March.

【57】 Saunders, C. (1968c) The last stages of life. Recover, Summer: 26-29.

【58】 Saunders, C. (1968d) Pleie av døende [Care of the dying]. Sykeplein, 55(20) Oct: 589-590.

【59】 Saunders, C. (1968e) Die Pflege Sterbender [Care of the dying]. Deutsche Schwesternzeitung, 29(11) Nov: 565-567.

【60】 Saunders, C. (1969a) The moment of truth: care of the dying person. In L. Pearson (ed.) , Death and Dying: current issues in the treatment of the dying person. Cleveland: The Press of Case Western Reserve University, 49-78.

【61】 Saunders, C. (1969b) The management of fatal illness in childhood. Proceedings of the Royal Society of Medicine, 62(6) June: 550-553. (Section of Paediatrics, pp.16-19.)

【62】 Saunders, C. (1969c) Relief of pain in inoperable malignant diseases. Medical News.

【63】 Saunders, C. (1970a) Nature and management of terminal pain. In E. F. Shotter (ed.), Matters of Life and Death. London: Dartman, Longman and Todd, 15-26.

【64】 ▶ Saunders, C. (1970b) Training for the practice of clinical gerontology: The role of social medicine. Interdisciplinary Topics in Gerontology, 5: 72-78.

【65】 Saunders, C. (1970c) An individual approach to the relief of pain. People and Cancer. London: The British Cancer Council, 34-38.

【66】 Saunders, C., & Winner, A. (1971a) Analgesics in terminal disease [Letter]. British Medical Journal, 3(768) Jul. 24: 245.

【67】 Saunders, C. (1971b) The patient's response to treatment. A photographic presentation showing patients and their families. In: Catastrophic Illness in the Seventies: critical issues and complex

decisions. Proceedings of Fourth National Symposium, 15-16 October 1970; New York: Cancer Care, Inc, 33-46.

【68】 Saunders, C. (1972a) The care of the dying patient and his family. Contact, Supplement 38, Summer: 12-18.

【69】 Saunders, C. (1972b) A therapeutic community: St Christopher's Hospice. In: Schoenberg B, Carr AC, Peretz D, and Kutscher AH eds. Psychosocial Aspects of Terminal Care. New York and London: Columbia University Press pp.275-289.

【70】 Saunders, C. (1973a) A death in the family: a professional view. British Medical Journal, 1(844) Jan 6: 30-31.

【71】 Saunders, C. (1973b) The need for in-patient care for the patient with terminal cancer. Middlesex Hospital Journal, 72(3), February: 125-130.

【72】 Saunders, C. (1973c) Patient and doctor - the advanced stages of cancer. Proceedings of Eastern European Conference on Cancer Control, 12-14 May: 172-178.

【73】 Saunders, C., & Winner, A. (1973d) Research into terminal care of cancer patients. Portfolio for Health 2. The developing programme of the DHSS in health services research. Published for the Nuffield Provincial Hospitals Trust by the Oxford University Press, 19-25.

【74】 Saunders, C. (1973e) Foreword. In R. Lamerton (eds.), Care of the Dying. London: Priory Press, 7-9.

【75】 ▶ Saunders, C. (1973-1974) A place to die. Crux, 11(3): 24-27.

【76】 Saunders, C. (1974a) The working of St. Christopher's. In: Foundation of Thanatology. Medical Care of the Dying Patient. New York: Foundation of Thanatology.

【77】 Saunders, C. (1974b) Caring for the dying. In S. Lack & R. Lamerton (eds.), The Hour of Our Death. London: Geoffrey Chapman, 18-27.

【78】 Saunders, C. (1974c) Faith. Guildford Lectures. Guildford: Seven Corners Press Ltd, 1-7.

【79】 Saunders, C. (1974d) Sermon preached in Bristol Cathedral. The Road, 145, Feb-March: 9-11.

【80】 Saunders, C. (1974e) Terminal care. In K. D. Bagshawe (ed.), Medical Oncology. Oxford: Blackwell, 559-572.

【81】 Saunders, C. (1975a) (Member of Church of England Board of Social Responsibility Working Party) On Dying Well: an Anglican contribution to the debate on euthanasia. London: Church Information Office, 67.

【82】 ▶ Saunders, C. (1975b) Dimensions of death. In M. A. H. Melinsky (ed.), Religion and Medicine. London: SCM, 113-116.

【83】 Saunders, C. (1975c) Hope. In: Thought for the Day. (No publisher or place of publication stated), 16-20.

【84】 Saunders, C. (1976a) The challenge of terminal care. In T. Symington & R. Carter (eds.), The Scientific Foundations of Oncology. London: Heinemann, 673-679.

【85】 ▶ Saunders, C. (1976b) Care of the dying - 1. The problem of euthanasia. Nursing Times, 72(26), July 1: 1003-1005.

【86】 Saunders, C. (1976c) Care of the dying - 2. The problem of euthanasia - 2. Nursing Times, 72(27), July 8: 1049-1052.

【87】 Saunders, C. (1976d) Care of the dying - 3. Should a patient know ...? Nursing Times, 72(28), July 15: 1089-1091.

【88】 Saunders, C. (1976e) Care of the dying - 4. Control of pain in terminal cancer. Nursing Times, 72(29), July 22: 1133-1135.

【89】 Saunders, C. (1976f) Care of the dying - 5. Mental distress in the dying. Nursing Times, 72(30), July 29: 1172-1174.

【90】 Saunders, C. (1976g) Care of the dying - 6. The nursing of patients dying of cancer. Nursing Times, 72(31), August 5: 1203-1205.

【91】 Saunders, C. (1976h) Care of the dying - 7. The last achievement. Nursing Times, 72(32), August 12: 1247-1249.

【92】 Saunders, C. (1976i) Living with dying. Man and Medicine, 1(3), Spring: 227-242.

【93】 Saunders, C. (1976j) Care for the dying. Patient Care, 3(6), June.

【94】 Saunders, C. (1977a) On dying and dying well [Letter]. Proceedings of the Royal Society of Medicine, 70(4) April: 290-291.

【95】 Saunders, C. (1977b) Palliative care for the terminally ill [Letter]. Canadian Medical Association Journal, 117(1) July 9: 15.

【96】 Saunders, C. (1977c) A window in your home. In: The Light of Experience. London: British Broadcasting Corporation, 100-105.

【97】 Saunders, C. (1978a) Winner A. Questionable dogma. World Medicine, Sept 20.

【98】 Saunders, C. (1978b) Hospice care. American Journal of Medicine, 65(5); Nov: 726-728.

【99】 Saunders, C. (1978c) Dying they live: St. Christopher's Hospice. In H. Feifel (ed.), The New Meaning of Death. Blacklick OH: McGraw-Hill, ch.9.

【100】 ▶ Saunders, C. (1978d) 'Appropriate Treatment, Appropriate Death'. In C. Saunders (ed.), The Management of Terminal Disease, 1st edition. London: Edward Arnold, 1-9.

【101】 ▶ Saunders, C. (1978e) 'The Philosophy of Terminal Care'. In C. Saunders (ed.), The Management of Terminal Disease, 1st ed. London: Edward Arnold. pp.193-202.

【102】 Saunders, C. (1978f) Is death the end? Simple Faith. London: BBC, 17.

【103】 Saunders, C. (1978g) Terminal pain (m/s).

【104】 Saunders, C. (1978h) The need for in-patient care for the patient with terminal cancer. St. Thomas's Hospital Medical School Gazette, 76: 17-23.

【105】 Saunders, C. (probably 1978i) Patient care: an introduction. In D. W. Vere (ed.), Topics in Therapeutics 4. London: Pitman Medical. pp.72-74.

【106】 Saunders, C. (1979a) [Watch with me] Kangogaku Zasshi. Japanese Journal of Nursing, 43(6) June: 621-627.（季羽倭文子（訳）1979 看とりの心『看護学雑誌』43(6):621-627. ／B 第 12 章「わたしと共に目を覚ましていなさい」）

【107】 Saunders, C. (1979b) Hospice care. Indian Journal of Cancer, 16(3-4) Dec: 1-4.

【108】 Saunders, C. (1979c) The care of the dying. Murmur, Cambridge University Medical Society Magazine, March: 14-16.

【109】 Saunders, C. (1979d) The nature and management of terminal pain and the hospice concept. In J. J. Bonica & V. Ventafridda (eds.), Advances in Pain Research. vol 2. New York: Raven Press. pp.631-651.

【110】 Saunders, C. (1980) Caring to the end. Nursing Mirror; 4 September: [page numbers - a 2-page article].

【111】 ▶ Saunders, C. (1981a) Current views on pain relief and terminal care. In M. Swerdlow (ed.), The Therapy of Pain. Lancaster: MTP Press. pp.215-241.

【112】 Saunders, C. (1981b) Caring to the end. The Way, March: 5.

【113】 Walsh, T. D., & Saunders, C. M. (1981c) Oral morphine for relief of chronic pain from cancer [Letter]. New England Journal of Medicine, 305: 1417.

【114】 Saunders, C. (1981d) Hospices. In A. S. Duncan, G. R. Dunstan & R. B. Wellbourn (eds.), Dictionary of Medical Ethics. 2nd ed. Oxford: Oxford University Press.

【115】 Saunders, C. (1981e) The hospice: Its meaning to patients and their physicians. Hospital Practice, 16(6) June: 93-108.

【116】 ▶ Saunders, C. (1981f) Templeton Prize Speech at Guildhall Ceremony (May), 1-15. Unpublished.

【117】 Saunders, C. (1982) Principles of symptom control in terminal care. Medical Clinics of North America, 66(5) September: 1169-1183.

【118】 Saunders, C. (1983a) Living with dying. Radiography, 49(580) April: 79-83.

【119】 Saunders, C. (1983b) Terminal Care. In D. J. Weatherall, J. G. G. Ledingham & D. A. Warrell (eds.), Oxford Textbook of Medicine. Oxford: Oxford University Press.

【120】 Walsh, T.D., & Saunders, C. M. (1984a) Hospice care: The treatment of pain in advanced cancer. Recent Results in Cancer Research, (89): 201-211.

【121】 ▶ Walsh, T. D., & Saunders, C. M. (1984b) Heroin and morphine in

advanced cancer [Letter]. The New England Journal of Medicine, 310(9): 599.

【122】 ▶ Saunders, C. (1984c) Pain and impending death. In R. Wall & R. Melzack (eds.), Textbook of Pain. Edinburgh: Churchill Livingstone, 472-478.

【123】 Saunders, C. (1984d) The nature and nurture of pain control. World Medicine, 21 February.

【124】 ▶ Saunders, C. (1984e) On dying well. Cambridge Review, February27: 49-52.

【125】 Saunders, C. (1984f) Facing death. The Way, October: 296-304.

【126】 ▶ Saunders, C. (1984g) Evaluation of hospice activities [Letter]. Journal of Chronic Diseases, 37(11): 871-873.

【127】 Saunders, C. (1984h) A pioneering approach to the dying (interview by Laurence Dopson), Nursing Times, 80(13); March 28 - Apr 3: 16-18.

【128】 Saunders, C. (1986a) Current views on pain relief and terminal care. In M. Swerdlow (ed.), The Therapy of Pain. 2nd ed. Lancaster: MTP Press. pp.139-159.

【129】 Saunders, C. (1986b) The last refuge. Nursing Times, 82(43); 22 October: 28-30.

【130】 Saunders, C., & Baines, M. (1986c) La Vie aidant la Mort: Thérapeutiques antalgiques soins palliatifs en phase terminale [translated by Michèle Salamagne]. Paris: Medisi.

【131】 ▶ Saunders, C. (1986d) The modern hospice. In F. S. Wald (ed.), In Quest of the Spiritual Component of Care for the Terminally Ill: Proceedings of a Colloquium. Yale: Yale University School of Nursing.

pp.39-48.

【132】 Saunders, C. (1986e) A philosophy of terminal care. In M. J. Christie & P. G. Mellett (eds.), The Psychosomatic Approach: Contemporary practice of whole person care. London: Wiley. pp.427-436.

【133】 ▶ Saunders, C. (1986f) Foreword. In N. Autton (ed.), Pain: An exploration. London: Darton, Longman and Todd. pp.ix-x.

【134】 Saunders, C. (1986g) Hospice evolution. Nursing Times. vol.82, 4 October.

【135】 Saunders, C. (1986h) Sister death. The Tablet, 13 December: 1556.

【136】 Saunders, C. (1986i) The nature and nurture of pain control. Editorial, Journal of Pain and Symptom Management, 1(4) Fall: 199-201.

【137】 Saunders, C. (1987a) The philosophy of terminal care. Annals of the Academy of Medicine; Singapore, 16(1) Jan: 151-154.

【138】 Saunders, C. (1987b) Hospice UK: some basic principles. The Care of the Dying: A comparison of objectives and patterns of delivery in the UK and USA [Papers presented at a national conference, London, January 13, 1987]. University of Keele: Health Services Manpower Review.

【139】 Saunders, C. (1987c) The Modern Hospice. Occasional Paper No. 5, The Churches Council for Health and Healing. London: Churches Council for Health and Healing, p.6.

【140】 Saunders, C. (1987d) Terminal Care. In Weatherall DJ, Ledingham JGG, Warrell DA eds. Oxford Textbook of Medicine, 2nd edition. Oxford: Oxford University Press, 28.1-13.

【141】 Saunders, C. (1987e) What's in a name? Palliative Medicine, 1(1) : 57-61.

【142】 Saunders, C. (1987f) Hospice for AIDS patients. New teams should be developed for AIDS care. American Journal of Hospice Care, 4(6). Nov-Dec: 7-8.

【143】 Saunders, C. (1987g) I was sick and you visited me. Christian Nurse International , 3(4): 4-5. (Published earlier as 1965c, under the title 'Light at the end of the road')

【144】 Saunders, C. (1988a) The evolution of the hospices. In R. D. Mann (ed.), The History of Pain Management: From Early Principles to Present Practice, Carnforth: Parthenon. pp.167-178.

【145】 Saunders, C. (1988b) Spiritual pain. Hospital Chaplain, March.

【146】 ▶ Saunders, C. (1988c)Spiritual pain. Journal of Palliative Care, 4(3) : 29-32.

【147】 ▶ Saunders, C. (1988d) Hospice - A Meeting Place for Religion and Science, 1-13. Unpublished in English.

【148】 Saunders, C. (1990) A weekend at St Christopher's [check title], Nightingale Fellowship Journal, January, 122: 536-537.

【149】 Saunders, C. (1991a) Decision-making in cancer of the head and neck (letter). Palliative Medicine, 5(2): 174-176.

【150】 Saunders, C (1991b) The hospice way of dying. Free Inquiry, 12: 20.

【151】 O'Brien, T., Kelly, M., & Saunders, C. (1992a) Motor neurone disease: A hospice perspective. British Medical Journal, 304(6825) Feb. 22: 471-473.

【152】 ▶ Saunders, C. (1992b) Enforced death: Enforced life. Letter. Journal of Medical Ethics, 18(1) Mar: 48.

【153】 Saunders, C. (1992c) Euthanasia: Definition, dangers, alternatives. Palliative Care Today, Autumn (4): 52-54.

【154】 ▶ Saunders, C. (1992d) Voluntary euthanasia (editorial). Palliative Medicine, 6(1): 1-5.

【155】 Saunders, C. (1992e) Letter [on Alfred Worcester]. American Journal of Hospice and Palliative Care (July/August), 2.

【156】 Saunders, C. (1993a) Mother Mary Aikenhead, The Irish Sisters of Charity and Our Lady's Hospice for the Dying. Letter. American Journal of Hospice and Palliative Care, 10(5): 3.

【157】 Saunders, C. (1993b) Hospice future. In J. Morgan (ed.), Personal Care in an Impersonal world: A multidimensional look at bereavement. Amityville, NY: Baywood. pp.247-251.

【158】 Saunders, C. (1993c) Some challenges that face us. Palliative Medicine, 7(2) Supplement: 77-83.

【159】 Saunders, C. (1993d) Alfred Worcester (letter). American Journal of Hospice and Palliative Care, July/August: 2.

【160】 Saunders, C. (1993e) Foreword. In D. Doyle, G. Hanks & N. MacDonald (eds.), The Oxford Textbook of Palliative Medicine. Oxford: Oxford University Press. pp.v-viii.

【161】 Saunders, C. (1993f) Dame Cicely Saunders: An Omega interview. Omega 27(4): 263-269.

【162】 Saunders, C. (1993g) Introduction --- 'History and Challenge' . In Saunders, C. & Sykes, N. (eds.), The Management of Terminal Malignant Disease. 3rd ed. London: Edward Arnold.

【163】 Saunders, C. (1994a) Foreword. In I. B. Corless, B. B. Germino &

M. Pitman (eds.), Dying, Death and Bereavement: Theoretical perspectives and other ways of knowing. Boston and London: Jones and Bartlett. pp.xi-xiv.

【164】 Saunders, C. (1994b) Afterword - the problems of euthanasia. In S. Du Boulay & C. Saunders (eds.), The Founder of the Modern Hospice Movement, second edition. London: Hodder and Stoughton. pp.239-244.

【165】 Saunders, C. M. (1994c) At the crossroads: Which direction for the hospices? Letter. Palliative Medicine, 8(2): 169.

【166】 Saunders, C. (1994d) Euthanasia - definition, dangers, alternatives. Annals of the Academy of Medicine; Singapore, 23(2) March: 300-303.

【167】 Saunders, C. (1994e) The 'medicalization of death'. Letter. European Journal of Cancer Care, 3(4) December: 148.

【168】 Saunders, C. (1994f) The dying patient. In R. Gillon (ed.), Principles of Health Care Ethics. Chichester: Wiley. pp.775-782.

【169】 Saunders, C. (1994g) A weekend at St Christopher's. European Journal of Palliative Care, 1(2): 70-71.

【170】 Saunders, C. (1994/5) Past, present and future hospice and palliative care. History of Nursing Journal, 5: 43-45.

【171】 Ellershaw, J. E., Sutcliffe, J. M., & Saunders, C. (1995a) Dehydration and the dying patient. Journal of Pain and Symptom Management, 10(3) April: 192-197.

【172】 Saunders, C. (1995b) In Britain: Fewer conflicts of conscience. Hastings Center Report, 25(3) May-Jun: 44-45.

【173】 Dunlop, R. J., Ellershaw, J. E., Baines, M. J., Sykes, N., & Saunders, C. (1995c) On withholding nutrition and hydration in the terminally

ill: Has palliative medicine gone too far? A reply. Journal of Medical Ethics, 21(3) Jun: 141-143.

【174】 Saunders, C. (1995/6) A response to Logue's 'Where hospice fails - the limits of palliative care'. Omega, 32(1): 1-5.

【175】 Saunders, C. (1996a) Hospice, Mortality, 1(3): 317-322.

【176】 Saunders, C. M. (1996b) Sustenance for the dying. Letter. Tablet, March 8: 255.

【177】 Saunders, C. (1996c) A personal therapeutic journey. British Medical Journal 313(7072) Dec. 21-28: 1599-1601.

【178】 ▶ Saunders, C. (1996d) Foreword. In M. Kearney (ed.), Mortally Wounded: Stories of Soul Pain, Death and Healing. Dublin: Marino. pp.11-12.

【179】 Saunders, C. (1996e) A lifetime of listening. View, 7: 16-20.

【180】 Saunders, C. (1998a) Foreword. In R. Dunlop (ed.), Cancer: Palliative Care (Focus on Cancer) London: Springer. p.vii.

【181】 ▶Saunders, C. (1998b) Why I welcome TV cameras at the death bed. Daily Mail, Friday, 20 March.

【182】 Saunders, C. (1998c) Foreword. In C. M. Parkes & A. Markus (eds.), Coping with Loss. London: BMJ Books. p.viii.

【183】 Saunders, C. (1998d) Caring for cancer. Journal of the Royal Society of Medicine, vol 91, August: 439-441.

【184】 ▶ Saunders, C. (1998e) Foreword. In D. Oliviere, R. Hargreaves, & B. Monroe (eds.), Good Practices in Palliative Care: A psychosocial perspective. Aldershot: Ashgate. pp.ix-x.

【185】 Saunders, C. (1998f) Foreword. In M. Pratt & M. Wood (eds.), Art Therapy in Palliative Care: The creative response. London: Routledge. p.vii.

【186】 Saunders, C. (1998g) The home round the window. Interview. In R. Bowman-Eadie & G. Dodds (eds.), Communities of Hope. London: Darton, Longman and Todd. pp.85-105.

【187】 Saunders, C. (1999a) Pain and impending death. In P. Wall & R. Melzack (eds.), Textbook of Pain. 2nd ed. London: Churchill Livingstone.

【188】 ▶ Saunders, C. (1999b) 'Origins: International Perspectives, Then and Now'. The Hospice Journal, 14 (3/4) 1-7.

【189】 ▶ Saunders, C. (2000) 'The Evolution of Palliative Care'. Patient Education and Counseling, 41, 7-13.

【190】 Saunders, C. (2001a) Social Work & Palliative Care - the early history. British Journal of Social Work, 31, 791-799.

【191】 Saunders, C. (2001b) The Evolution of Palliative Care. Journal of the Royal Society of Medicine, vol.94, 430-2.

【192】 Saunders, C. (2001c) Foreword. In M. Mayne (ed.), Learning to Dance, London: Darton, Longman and Todd.

【193】 Saunders, C. (2002a) A hopice perspective. In K. Foley & H. Hendin, (eds.), The Case Against Assisted Suicide, Baltimore:The Johns Hopkins University Press.

【194】 Saunders, C. (2002b) Lessons from the dying. In R. Kastenbaum (ed.), Macmillan Encyclopedia of Death & Dying. New York: Macmillan.

【195】 Saunders, C. (2002c) Keeping the balance. Journal of Palliative Care,

vol. 9, No.1, 4.

【196】 Saunders, C. (2002d) The philosophy of hopice. In N. Thompson (ed.), Loss and Grief: A Guide for Human Services Practitioners, Basingstoke: Palgrave Press. pp.23-33.

【197】 Saunders, C. (2002e) Hospice. In W. Carr (ed.), The New Dictionary of Pastoral Studies. London: SPCK, 158-159.

【198】 Saunders, C. (2002f) The International Work Group on Death and Dying. Hospital Infromation Bulletin, vol.1, No.1, 14-15.

【199】 Saunders, C. (2002g) Foreword. In D. Doyle (ed.), Volunteers in Hospice and Palliative Care: A Handbook for Volunteer Service Managers, Oxford: Oxford University Press. pp.vii-viii.

【200】 Saunders, C. (2003a) The Evolution of Palliative Care. The Pharos. Summer ed. Alpha Omega Alpha Honor Medical Society, 4-10.

【201】 Saunders, C. (2003b) Euthanasia debate: Commentary from the UK, Palliative Medicine, vol. 17, No.2, 102-103.

【202】 ▶ Saunders, C. (2003c) 'A Voice for the Voiceless'. In B. Monroe & D. Oliviere (eds.), Patient Participation in Palliative Care. A Voice for the Voiceless. Oxford: Oxford University Press. pp.3-8.

【203】 ▶ Saunders, C. (2003d) 'The Evolution of Palliative Care'. The Pharos. pp.4-7.

【204】 Saunders, C. (2003e) Dr. Robert Twycross: A personal tribute. In D. Clark (ed.), 25 Years in Palliative Medicine at Sir Michael Sobell House: A Festschrift for Robert Twycross. Abingdon: Radcliffe Medical Press. pp.19-21.

【205】 Saunders, C. (2003f) Foreword. In J. Ellershaw & S. Wilkinson

(eds.), Care of the Dying: A Pathway to Excellence. Oxford: Oxford University Press.

【206】 Saunders, C. (2004a) Foreword. In R. Stanworth (ed.), Recognizing Spiritual Needs in People Who Are Dying, Oxford: Oxford University Press. pp.v-vii.

【207】 ▶ Saunders, C. (2004b) 'Foreword'. In D. Doyle, G. Hanks, N. Cherny & K. Calman (eds.), Oxford Textbook of Palliative Medicine 3/e. Oxford: Oxford University Press. pp.xvii-xx.

【208】 Saunders, C. (2004c) David Tasma. Hospital Information Bulletin, vol. 3, No. 1, 6-7.

【209】 ▶ Saunders, C. (2004d) Introduction. In N. Sykes, P. Edmonds & J. Wiles (eds.), Management of Advanced Disease. Hodder Arnold. pp.3-8.

【210】 Saunders, C. (2005a) Foreword. In J. Ling & L. O' Siorain (eds.), Palliative Care in Ireland, Maidenhead: Open University Press.

【211】 Saunders, C. (2005b) What I'm reading. Church Times, May 27th.

【212】 Saunders, C. (2006) Forword. In B. Ferrell & N. Coyle (eds.), Textbook of Palliative Nursing. New York: Oxford University Press. 2nd ed.

索引

編訳者紹介

小森康永（こもり　やすなが）

1960 年　岐阜県生まれ。
1985 年　岐阜大学医学部卒業。同大学小児科に在籍。
1995 年　名古屋大学医学部精神科へ転入後，愛知県立城山病院に勤務。
現　在　愛知県がんセンター中央病院精神腫瘍科部長

〈主著〉
『緩和ケアと時間』金剛出版　2010 年
『ディグニティセラピーのすすめ』（チョチノフとの共著）金剛出版　2011 年
『終末期と言葉』（高橋規子との共著）金剛出版　2012 年
『バイオサイコソーシャル・アプローチ』（渡辺俊之との共著）金剛出版　2013 年
『ナラティヴ・オンコロジー』（岸本寛史との共著）遠見書房　2014 年
『はじめよう！ がんの家族教室』（編）日本評論社　2015 年

〈訳書〉
ヘツキとウィンスレイド『人生のリ・メンバリング』金剛出版　2005 年
チョチノフ『ディグニティセラピー』北大路書房　2013 年
デンボロウ『ふだん使いのナラティヴ・セラピー』北大路書房　2016 年
ヘツキとウィンスレイド『手作りの悲嘆』（仮題）北大路書房　刊行予定

著者紹介

シシリー・ソンダース（Cicely Saunders）

1918年6月22日、同胞3人第一子ひとり娘として、ロンドン北部で生まれる。父親の不動産業者としての成功により、家族は物質的に恵まれた中産階級の生活を送った。1938年、政治学、哲学、そして経済学を学ぶために、オックスフォード大学に入学。1940年11月、学業を一時中断し、ロンドンのナイチンゲール看護学校聖トマス校において戦時看護師となる。しかし、1944年に背中の持病により看護師として「免役」されたため、すぐにオックスフォードに戻って学術的研究をし、同年に公衆社会管理学戦時学位を賦与された。その後、アルモナー（現在のソーシャルワーカー）としての訓練を受け、聖トマス病院勤務。その後、ボランティアとして、ベイズウォーターにある死にゆく人のためのホーム、聖ルカ（St Luke's ）で働き、1952年に医学部入学。39歳で医師免許取得。1958年には、聖メリー医学校研究員として、聖ジョゼフ・ホスピスでの研究を開始。1967年夏に、聖クリストファー・ホスピスを開設し、以後18年にわたって医療部長を務める。その貢献によって、宗教領域における顕著な貢献に対するテンプルトン賞（1981）やメリット勲章（1989）など多数受賞。1980年には、画家であるマリアン・ブフーズ - ジスコと結婚。2000年には聖クリストファー・ホスピス会長の立場を下り、理事長／創設者の役を引き受け、ロンドンのキングス・カレッジ内のシシリー・ソンダース財団の発展を支援した。2002年に、乳がんになり、病態が悪化すると、彼女はやすらぎを得て、2005年の初春には聖クリストファーのナフィールド棟の一室に移った。2005年7月14日他界。

D. クラークによってまとめられた論文集の他に書簡集（Clark, D.（2002）*Cicely Saunders*. Founder of the Hospice Movement: Selected Letters 1959-1999. Oxford: Oxford University Press）や宗教的論考集（Saunders, C.（2005）*Watch with Me. Inspiration for a life in hospice care*. Lancaster: Mortal Press, reprinted Lancaster: Observatory Publications）など著作多数。

シシリー・ソンダース初期論文集 1958-1966
トータルペイン　緩和ケアの源流をもとめて

2017 年 5 月 10 日　初版第 1 刷印刷
2017 年 5 月 20 日　初版第 1 刷発行

定価はカバーに表示してあります。

著　者　シシリー・ソンダース
編訳者　小　森　康　永
発行所　㈱北大路書房
〒 603-8303　京都市北区紫野十二坊町 12-8
電　話（075）431-0361 ㈹
ＦＡＸ（075）431-9393
振　替　01050-4-2083

編集・製作　本づくり工房　T.M.H.
装　幀　上瀬奈緒子（綴水社）
印刷・製本　モリモト印刷（株）

ISBN 978-4-7628-2967-3　C3047　Printed in Japan© 2017
検印省略　落丁・乱丁本はお取替えいたします。

ナラティヴ・セラピストになる

◆人生の物語を語る権利をもつのは誰か？

S・マディガン 著　児島達美他 監訳

A5判・232頁　定価：本体2600円＋税

ISBN978-4-7628-2901-7　C3011

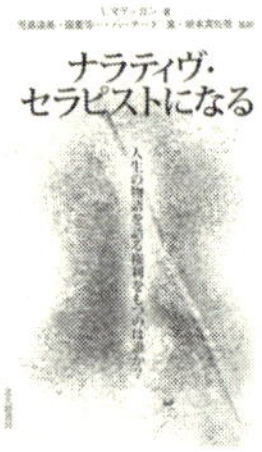

「権力と知の不可分性」などのポスト構造主義の理論がナラティヴ・セラピーの実践の中でどのように適用されるのか、豊富な事例を通して示す。「語られるストーリーを語る権利は誰にあるのでしょうか？」をはじめ、語られている問題の物語に存在する「偏り」の「神秘のベール」を取り除くための「治療的会話」を展開する。

ナラティヴ・アプローチの理論から実践まで

◆希望を掘りあてる考古学

G・モンク他 編　国重浩一、バーナード紫 訳

A5判・246頁　定価：本体2600円＋税

ISBN978-4-7628-2606-1　C3011

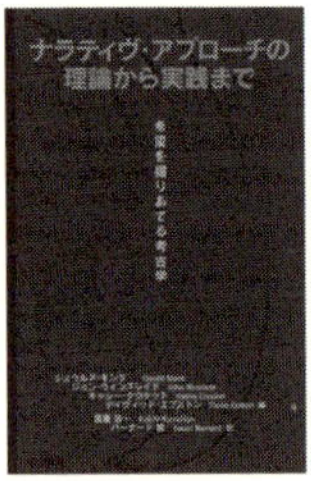

「不登校」「拒食症・過食症」「アルコール依存」などの言葉は歴史的、社会・文化的に意味づけられたものにすぎず、「真理」を伝えるものではない。「問題」と「人」とを切り離し、クライアント自らが「支配的なディスコース」からの解放の可能性を探る。クライアント／セラピストが「新たな物語」を「共著」する技法。

話がこじれたときの会話術

◆ナラティヴ・メディエーションのふだん使い

G・モンク他 著　池田真依子 訳

A5判・120頁　定価：本体2200円＋税

ISBN978-4-7628-2860-7　C3011

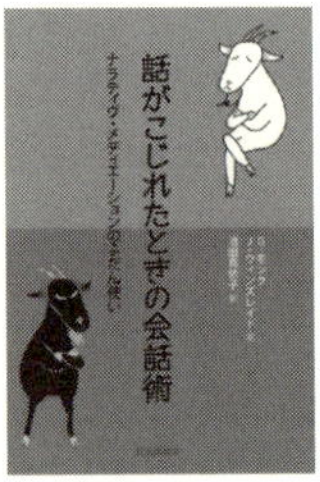

不安や苦痛を引き起こす対立に人びとが巻き込まれている状態を、物語を読み解くようにほぐしていく「会話術」を紹介。家族間の対立、会社内や組織間の抗争といった実践場面を引きながら、優勢な物語の中に例外を見つけるスキル（二重傾聴）や、問題と人とを切り離すスキル（外在化する会話）などを分かりやすく解説する。

ナラティヴ・メディエーション

◆調停・仲裁・対立解決への新しいアプローチ

J・ウィンズレイド他 著　国重浩一、バーナード紫 訳

A5判・270頁　定価：本体3200円＋税

ISBN978-4-7628-2729-7　C3011

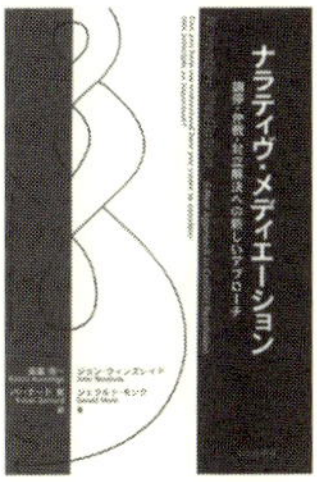

日常的な対人的葛藤から国際紛争まで、教育現場から医療領域まで、人々の内に在る欲求や動機を動かしがたい前提とする従来の調停理論を離れ、理解・敬意・共同を基盤としたオルタナティヴなストーリーを柔軟に紡ぎ直す新たな試み。社会構成主義の認識論に根ざし、調停者に強力な言語的ツールの数々を体系的に提供する。

ふだん使いのナラティヴ・セラピー

◆人生のストーリーを語り直し、希望を呼び戻す

D・デンボロウ 著　小森康永、奥野　光 訳

四六判・344頁　定価：本体3200円＋税

ISBN978-4-7628-2939-0　C1011

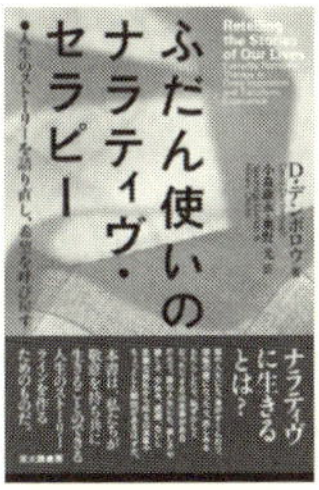

ナラティヴに生きるとは？　私たちが敬意を持ち共に生きることのできる人生のストーリーラインを作るためにはどうすればよいのか。トラウマ、虐待、個人的な失敗、悲嘆、老いといった困難に対峙するためのユニークな質問や道具、アイデアを提供。「問題の外在化」や「リ・メンバリング」など、人生のストーリーを書き換える方法を実践的に解説する。

ディグニティセラピー

◆最後の言葉、最後の日々

H・M・チョチノフ 著　小森康永、奥野　光 訳

A5判・216頁　定価：本体2700円＋税

ISBN978-4-7628-2812-6　C3011

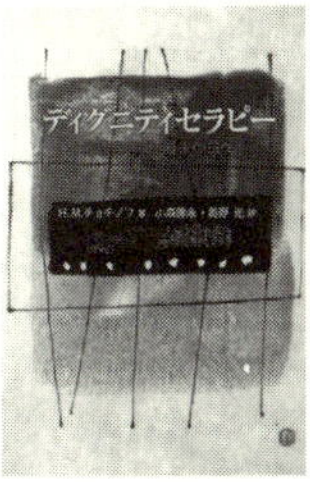

ディグニティセラピー創始者のチョチノフ自身の手による包括的な入門書。緩和ケアに役立つこの新しい技法が、どのようにして生まれ、発展してきたのか？　またそのエビデンスとは？　具体的な事例を通して、ディグニティセラピーをどのように行なうか、その実際を詳説。二〇一二年度PROSE賞臨床医学部門受賞。